I0788632

www.ingramcontent.com/pod-product-compliance
Lightning Source LLC
Chambersburg PA
CBHW070814240726
48654CB00007B/337

9781900267960

كلمني شكرا

كلمني شكرا	:	كتاب
علا محسن النجار	:	اسم المؤلف
كتاب علمي	:	نوع العمل
112 صفحة	:	عدد الصفحات
هبة إبراهيم	:	غلاف
أحمد خالد خطيب	:	صياغة لغوية
مريم محمد سيد	:	إخراج فني
2024/3128	:	رقم إيداع
9781900267960	:	ترقيم دولي I.S.B.N

نبض القمة للترجمة

جمهورية مصر العربية –

القاهرة

مدير الدار: أ/ وليد عاطف حسني

موبايل: 01116058384

كلمني شكرا

فكرة أولية عن التخاطب

علا محسن النجاؤ

كلمني شكرًا

فكرة أولية عن التخاطب

بسم الله الرحمن الرحيم

كتاب للتعرف على التخاطب ـ أولا لتطمئن الأهالي وتكتسب الوعي الكافي أو الفكرة العامة التي يؤخذ بها الخطوات إن كان بحاجتها الطفل، ولأننا ـ الحمد لله ـ أصبحنا في مجتمع متفتح للمعرفة ويعرف قيمة العلم وقيمة الطفل وكونه نعمة واجب الحفاظ عليها والاستثمار لتكون أفضل.

وفي الكتاب ـ ثانيا ـ مواضيع عامة ومتنوعة ومرتبطة بالتخاطب نسأل الله أن تكون مفيدة.

وأخيرًا المشكلات والاضطرابات والمتلازمات المؤثرة على الكلام من باب المعرفة والعلم بالشيء.

إهـــداء..

إلى من أردت دومًا أن أكون مصدر فخر له؛ إلى والدي.

وإلى من أردت رفعها مكانة فوق مكانتها؛ إلى أمي.

وإلى من حمل اسم أبي الذي أفتخر به، إلى إخوتي وعلى رأسهم أكبرنا.

وإلى دكتورة دينا حمدي اختصاصية التخاطب والسبب في دخولي لهذا المجال.

ونسأل الله عفوه لي ولهم.

تنويـــــــه

إن نفع الكتاب ولو بحرف واحد فهو صدقة على أرواح شهداء فلسطين، رحم الله شهداءهم وموتاهم وربط على قلوب أيتامهم وثكلاهم وثبت على طريق الحق خطاهم ورزقهم نصرا عزيزا قريبا وفتحا مبينا، آمين.

ـلم يتم ذكر بعض المصادر نظرا لكونها كتب ومناهج تلقيت منها ما درست في علم التخاطب.

١ – معنى وأهمية التخاطب

قبل معرفة معنى التخاطب يجب معرفة معنى "كلام"

لفظة "كلام" لها معنى في حياتنا، ولها معنى لغوي ولها معنى معنوي وغيره وغيره وغيره، يمكن القول باختصار: إن الكلام من أهم الوسائل للتواصل، لأنه وببساطة يفهم بعضنا البعض يأسهل طريقة ممكنة عن طريق الكلام.

وإن وجدت مشكلة الكلام؟ هنا يكون دور علم التخاطب.

والتخاطب هو ـ ببساطة ـ الطرق المختلفة لعلاج مشكلات الكلام المتنوعة، مثال التأخر اللغوي والتلعثم (التهتهة) واللدغات..

ولكن يجب أن نعلم يقينا التخاطب وحده غير كافٍ.

ماذا نعني؟ نعني أن في حالة (طفل) يحتاج للتخاطب، سواء طبيا أو مع اختصاصي تخاطب (أخصائي) وقام الشخص المعالج بدوره على أكمل وجه والطفل تحسن والحمد لله، يلزم الطفل متابعة من الأهل ليستمر في تحسن حتى يصل لأفضل حالة يمكن أن يصلها، إذ في حال كون الأهل غير مهتمين ومتابعين بأنفسهم ينتكس ويرجع لحاله السابقة قبل علاجها (في بعض الحالات أو معظمها) أو يتوقف التحسن والتقدم عند نقطة معينة أو مرحلة ما ولن يتحسن بعدها إلا بصعوبة.

قد عرفنا الآن بسهولة معنى التخاطب، وعرفنا أهميته، ولكن هل التخاطب قائم على تعديل أو حل مشكلات الكلام فحسب؟

الإجابة: هي لا، لأن التخاطب يعالج مشكلات الكلام ومشكلات التأخر الدراسي ومشكلات تعديل السلوك أيضا.

وليس الأمر بسهولة كتابة أو قراءة السطر السابق، وإلا ما كان ليصبح علما يدرس.

مشكلات الكلام وحدها تحتاج كتابا كاملا، لأنها متنوعة من مشكلات تأخر لمشكلات نفسية أثرت على الكلام لمشكلات حدثت بعدما كان الطفل طبيعيا ولكنه تعرض لمؤثرات أدت إلى خلق مشكلة.

وسنذكر في الصفحات التالية كل المشكلات وتأثيرها وما يختص بها، لنعرف وندرك الأمر.

2ـ مشكـلات الكـلام

قبل البدء في الحديث عن مشكلات الكلام علينا أن ندرك السطر التالي

"أنا ماينفعش أشخص أشخص حالة، دي مش شغلتي، أنا بقرأ عشان أفهم وأعرف ويكون عندي وعي"

أحضر قلمك وامدد خطا تحت السطر السابق أو ارسم دائرة حوله.

الآن يمكننا البدء في الموضوع المعني به هذا الفصل.

مشكلات الكلام مختلفة ومتنوعة يمكننا تقسمها ليسهل الكلام عنها..

أولا: مشاكل بدون أسباب

حين يعاني الطفل من اللدغة، يمكن أن تكون بدون سبب لأنه لا يعرف نطق الحرف بشكل صحيح فحسب، وهذا في حالة كون الطفل سليما تماما من المشكلات العضوية والنفسية ولم يتعرض لمؤثر يسبب المشكلة.

ثانيا: مشاكل بسبب السمع

يمكن أن تحدث اللدغة لسماع الطفل الكلمات بحروف غير صحيحة النطق أو يكون السبب ضعف السمع.

أو يكون لأن الأهل يتكلمون مع الطفل بطريقة غير الصحيحة عن عمد، فمثلا يقولوا: "اثلب امبو" ليشرب الطفل ماء، ويستمرون في الكلام بهذه الطريقة حتى يألفها الطفل فلا يعرف النطق الصحيح لعدم استقباله النطق الصائب من البداية حتى هذا الوقت (الوقت الذي

يجب على الطفل الحديث بشكل جيد فيه) وبالتالي كلما حاول نطق الكلمة صحيحة تضطرب فيقول: "اشلب" لأنه لا يعرف كيف ينطق "أشرب".

ويكون الأهل ينطقون الحرف بنطق غير الصحيح في كل الكلمات تقريبا، أي كل كلمة اشتملت على الحرف المعني.

وهذا مثال على اللغة الاستقبالية: وهي السماع.

إذن فإن الطفل يسمع خطأ فينطق خطأ، أي المشكلة في اللغة الإستقبالية ونتج عنها مشكلة في التخاطب.

ثالثًا: مشاكل بسبب الرؤية

قد يتأثر الكلام بسبب ضعف النظر أو لأن الحالة كفيفة، وحينها يتأثر الكلام لأن الشخص لا يعرف الشيء الذي ينطق اسمه، ولكن التأثير ليس بالكبير أو المنتشر انتشارا واسعا، ولا يكون في كل الحالات.

رابعًا: مشكلات ناتجة عن المشكلات النفسية

من الممكن بل الأكيد وجود أشخاص تنتج عندهم مشكلات في الكلام بعد التعرض لضغط نفسي شديد أو صدمة نفسية أو حزن كبير، تأتأة مثلا حينما يتعرض الشخص لتوتر أو خوف شديدين، وكذلك يمكن أن نرى أحدا يتعرض لصدمة نفسية كبيرة تسبب له فقد مؤقت في الصوت أو في الكلام فيرفض الحديث لأنه ـ نفسيا ـ غير قادر على التكلم أو يحاول التكلم ولكن الصوت لا يخرج.

خامسًا: الحرمان البيئي.

وهو وجود الطفل في بيئة لا يتشارك معه الحديث فيها بشكل كاف، والكلام مع الطفل في المراحل الأولى من اكتساب اللغة قليل جدا وأقل مما هو مطلوب، وتكون الحالة شبيهة بطفل التوحد، مع فروقات بسيطة في الاعراض والصفات وسرعة العلاج إن شاء الله.

سادسُا: الإعاقات.

وهنا نتحدث عن الإعاقات العقلية كداون والتوحد، والإعاقات السمعية، وأيضا متلازمات بسيطة كترديد الصدى.

سابعًا: العمليات الجراحية.

في حالة وجود ما يستدعي القيام بعملية جراحية (بتحديد من الطبيب الجراح أو طبيب التخاطب) في حالات كالرابط اللساني أو شق في سقف الحلق والشفة الأرنبية.

وحالات أخرى بعد التعرض لحادث.

ووجب التنويه لعدم كون هذا الكلام لأهل المجال من الإختصاصيين والأطباء لأن المجال (مجال التخاطب) واسع وكبير والكلام عنه بشكل علمي بحت يشكل منحنى آخر ليس باليسير علي كتابته أو الكلام عنه.

وبعد التنويه نوضح أن العناوين السابقة التي تم إدراجها تحت عنوان مشكلات الكلام، تتنوع في الجانب العلمي للمجال لمشكلات نطق وكلام ومشكلات الصوت ومشكلات اللغة.

3- هو ابني محتاج تخاطب؟

قد يقلق الأهل زيادة عن اللزوم (حد الوسوسة بالمثالية) ويعرضون الطفل على مراكز التخاطب حتى يتكلم الطفل في وقت أقرب، في حال كون الأهل يريدون الإطمئنان قد يكون الفعل مستحسن ومفيد، أقول: قد يكون، ولكن في حالة الإصرار على تحسين مستوى الطفل عن مستواه الطبيعي فهو ليس بأفضل فعل تجاه الطفل.

وعلى جانب آخر قد نرى طفلا يحتاج إلى التخاطب لأنه متأخر لغويا أو لوجود مشكلة ما عنده، ونجد الأهل رافضين أو غير مدركين لحاجة الطفل، فينتشر بينهم خرافات من قبيل "دا بركة البيت" وما يشابهها، أو رضا في غير موضعه وتسليم معتقدين أن وضعه لا تغيير له.

كيف أعرف إن كان الطفل يحتاج إلى تخاطب؟

في حالة وجود إعاقة كداون أو التوحد أو إعاقة سمعية.

في حالة تأخر الطفل في الكلام.

في حالة الحرمان البيئي.

في حالة مشكلة في السمع أو النطق.

في حالة فقد الصوت.

في حالة البحة الصوتية.

في حالة الإصابة بأي متلازمة من المتلازمات (يندرج تحت بند الإعاقات).

في حالة الخنف والتلعثم والحبسة الكلامية.

في حالة العي.

في حالة المرور بعملية جراحية أو حادثة أثرت على الكلام.

إذا لوحظ سبب أو علامة احتياج الطفل للتخاطب، إلى من نذهب؟

4- مين يروح فين؟

عند وجود حالة تخاطب نذهب بها إما إلى طبيب تخاطب أو اختصاصي تخاطب.

الطبيب شخص درس وتخرج في كلية الطب، يعالج بالأدوية ويكتب وصفة من العقاقير الطبية ويحدد إذا كانت الحالة تحتاج إلى عملية جراحية.

الاختصاصي يكشف ويشخص ولكن إن رأى أو شكك في كون الحالة تحتاج إلى عملية جراحية (مجرد الشك أو الاحتمال) يحول الحالة لطبيب يكشف ويشخص ويحول الحالة لعملية إذا احتاجت، والاختصاصي لا يكتب أدوية ولا وصفة عقاقير طبية، كما أنه يعالج من الجانب العملي أو الديناميكي ليس الجانب اللغوي فحسب.

لمن نذهب؟

نذهب بالحالة لطبيب في حالات:

حالة إصابة دماغية.

حالة شفة أرنبية.

حالة شق في سقف الحلق (تسبب خنف).

حالة ضعف السمع (لتركيب سماعة أو زراعة قوقعة..).

حالة العي.

حالة رابط لساني (يكشف عنه الطبيب أو الاختصاصي).

ونذهب لاختصاصي التخاطب لو:

حالة طبيعية.

بعد العمليات الجراحية المؤثرة على الصوت.

بعد العمليات الجراحية التي تؤثر على الكلام.

تعديل السلوك.

التأخر الدراسي.

الخنف.

التأتأة.

اللدغة.

المصاداة.

فقدان الصوت.

البحة الصوتية.

الحبسة الكلامية.

الإعاقات.

الإصابات الدماغية (بعد إتمام العلاج الطبي، أو حين ينصح الطبيب بالمتابعة مع الاختصاصي).

التأخر العقلي.

المتلازمات.

فرط الحركة وتشتت الانتباه.

الصرع.

5ـ نعمل إيه لمين؟

التخاطب ليس علاج كل الحالات، نظرا لاحتياج بعض الحالات إلى علاج نفسي قبل العلاج التخاطبي.

عند مقابلة حالة فقدان صوت يجب التأكد أن المشكلة ليست عضوية، إن كانت سليمة من جهة الأسباب العضوية حينها يكون السبب نفسي، إذا كانت الحالة عندها صوت البكاء طبيعي وصوت السعال (الكحة) طبيعي والبلع طبيعي يكون سبب فقدان الصوت هو الضغط النفسي المفاجئ، ولا يسع التشخيص إلا الطبيب النفسي.

في هذه الحالة يكون علاجها الطمأنة.

والحالات النفسية ـغالباـ علاجها الطمأنة.

قد تتشابه الحالات ولكنها تبقى مختلفة وتتفاوت في سرعة الإستجابة للعلاج.

حالات داون من أكثر الحالات التي تتحسن بسرعة ونرى لها تحسنا ملحوظا كل جلسة.

وعلى حسب مرحلة كل حالة يكون التحسن بغض النظر عن الإضطراب أو الإعاقة التي تعاني منها الحالة أو لو كانت طبيعية.

ومهم جدا الصبر من قبل الأهل أولا لأن العجلة في النتائج تحبط الأهل وتحثهم على تغيير المراكز ونقل الطفل من مركز لآخر ومن اختصاصي تخاطب إلى آخر غيره، وهذا ـ مع الأسف ـ لا يفيد الطفل إطلاقا، بل بالعكس حالته قد تتحول للأسوأ.

من المشكلات سريعة الإستجابة للعلاج مشكلات فقد الصوت، تظهر النتيجة النهائية ويتم العلاج تماما في جلسة أو جلستين، ومما يجب تسليط الضوء عليه أن فقد الصوت قد ينتج عن أفعال نقوم بها وليس لسبب نفسي فحسب، لذا يجب الحفاظ على حالة الصوت السليمة.

ومن طرق الحفاظ على الصوت وسلامته:

تجنب الكلام بصوت مرتفع (الصياح والصراخ).

تجنب المشروبات الساخنة جدا والباردة جدا.

تجنب شرب الكافيين بكثرة، والذي لم يقتصر وجوده في الشاي والقهوة ومشتقاتها فقط، بل موجود كذلك في المشروبات الغازية.

منع الكحوليات.

منع التدخين وتجنب التدخين السلبي.

ومرضى ارتجاع المريء يتجنبون الكثرة من أكل الموالح والحوادق..

تناول مشروبات دافئة.

والأهم التقليل من الضغط النفسي.

ولأن الأسباب النفسية هي الغالبة في المشكلات العضوية (من يحزن يمرض) هي أيضا غالبة ـ في بعض الحالات ـ في التخاطب ومشكلات فقد الصوت.

ومن هنا ننوه وننبه ونركز ونعيد ونزيد في الكلام عن الصحة النفسية.

لأن وببساطة لو كانت الصحة النفسية على ما يرام سيكون الإنسان بخير.

ولكي نكون بخير (نفسيا) يجب أن نفهم النفسية.

ولأني لست أفضل من يتكلم عن المحتوى النفسي، أرشح كتبا عن هذه الموضوع استفدت منها جدا واستطعت فهم نفسي بشكل أفضل، وكتبا في قائمة القراءة حتى أفهم نفسي وأعرف عن صحتي النفسية أكثر وأكثر.

علاقات خطرة.

لا بطعم الفلامنكو.

الخروج عن النص من جديد.

استراحة نفسية.

Genes on the couch.

وكتب أخرى كثيرة مهمة للصحة النفسية.

ولأن كونك إنسانا سوي النفس أفضل ما يمكن تقديمه لنفسك، من فضلك كن.

6- إبنِ لابنك.

لتبنِ في ابنك مبادئ وقيم تجعله إنسانا سويا ونافعا لغيره يجب بناء الابن نفسه أولا، وبما أن الكتاب ـ حتى الآن ـ عن التخاطب ـ ولو

كان بشكل سطحي وغير متعمق ـ سنتحدث عن تكوين الكلام وسنفهم كيف يتكون الكلام وكيف تتكون اللغة وكيف يكون عند الطفل حصيلة لغوية.

اللغة: هي مجموعة رموز، وهي مجموعة الأصوات التي يتم التواصل بها، وهي التي يتميز بها الإنسان عن غيره من المخلوقات، ولها تعريفات مختلفة تدور في نفس الدائرة.

الكلام: وسيلة من وسائل التواصل التي يتم فيها نقل المعلومة شفهيا، وهو الجانب الحركي من اللغة ويتم التحكم فيه من خلال المخ، وهو تعريف الكلام في علم التخاطب.

ولكي ننتج الكلام نستخدم أعضاء النطق والكلام وبطبيعة الحال لكل عضو منهم صوتا وأحرفا ينتجها منفردا أو مع عضو آخر.

أعضاء النطق والكلام:

الشفاه.

اللسان.

الأسنان واللثة.

سقف الحلق.

اللهاة.

الحنجرة.

البلعوم.

الفكين.

وقلنا في تعريف الكلام: إنه وسيلة من وسائل التواصل، والذي يعني وجود وسائل أخرى، كالكتابة والرسم والإشارة.

الصوت: هو ناتج خروج الهواء من الرئتين مرورا بالحنجرة والأحبال الصوتية التي تهتز بفعل الهواء فينتج الصوت.

والصوت ينتج عند الكل حتى الأبكم وإن لم يكن كالمتكلم.

ليعرف الطفل التكلم يجب أن يستقبل أولا، أي يجب أن يسمع الكلمة حتى ينطقها، ومن هنا نركز على التأكد من سلامة القنوات الحسية، يعني أن نتأكد أنه يسمع جيدا ولا يوجد عند الطفل أي مشكلة في السمع.

ونتأكد كذلك من سلامة الجهاز العصبي المركزي.

وسلامة القدرات العقلية.

ووجود الطفل في بيئة محفزة.

وفي حالة ضعف السمع تنتج مشكلة في الكلام لأنه لم يستقبل جيدا بالتالي لن ينتج كلاما جيدا، وتنتج مشكلة التأخر اللغوي.

في حالة وجود مشكلة في الجهاز العصبي المركزي للطفل لن يعرف ترجمة المشاعر والكلمات التي يستقبلها (لن يفهم معناها).

لو كان الطفل متأخرا عقليا سيكون متأخرا لغويا، لوجود علاقة مباشرة بين درجة الذكاء والكلام.

الطفل الذي ينشأ في بيئة متطورة تكون حصيلته اللغوية أفضل من الطفل الذي ينشأ في بيئة فقيرة، لأنه يرى الأشياء الموجودة في

محيطه ويعرف ما هذه وما تعمل، فيثبت في عقله ويزيد إدراكه وبالتالي يعود على زيادة الحصيلة اللغوية.

لماذا يتأخر الطفل في الكلام؟

حرمان حسي: يعني كون الطفل فاقدا لحاسة كالسمع أو البصر، وفقد السمع تأثيره أكبر، على عكس فقد البصر الذي لا يؤثر دائما.

تأخر عقلي: لوجود علاقة مباشرة بين الذكاء والقدرة على الكلام، لو كانت درجة الذكاء أعلى يكون الكلام أسهل وأبكر، وكلما قلت درجة الذكاء يكون النطق والكلام أصعب.

اضطرابات عصبية: تحدث نتيجة إصابة أو مرض في الجهاز العصبي في المنطقة المسؤولة عن التحكم في الكلام بالتالي ينتج تأخر لغوي، وغالبا يكون المصاب بهذه بالحالة يعيش في بيئة غير متاح فيها ما ينمي النظام الرمزي (اللغة) فينتج التأخر اللغوي.

حرمان بيئي: لو كان الطفل موجودا في بيئة محروم فيها من الحديث معه، أو أن الأهل لا يتكلمون مع الطفل بشكل كافي فيتأخر لغويا، والعكس بالعكس.

بناء الكلام لا يتوقف على استقبال الطفل فحسب، بل يعتمد أيضا على نمو الطفل وسلامته وصحته، فلو أصاب الطفل ما يلزم دخوله للحضّانة قد يتأثر به الطفل، كإصابته بالصفرا، أو أخد جلسات الأكسجين (جرعات أقل أو أكثر من اللازم).

كذلك تاريخ الطفل النمائي، بداية الحبو؟ بداية المشي؟ بداية الجلوس؟ بداية التسنين (نمو الأسنان)؟

طريقة ولادته طبيعية أم قيصرية؟ الحمل فيه كان طبيعيا أم بتدخل طبي؟ سن الأم والأب عند ولادته أو الحمل به؟ هل يوجد تاريخ مرضي في العائلة أو مرض وراثي؟ لو كان عنده مرض أو عرض فعل يوجد عنده فقط أم سبق وأصاب أحدا من العائلة؟

عمره عند أول مرة تكلم بها؟ والآن (وقت الكشف) كم عمره؟ ينطق جملة مكونة من كم كلمة؟

واسئلة أخرى يتم من خلالها تحديد المشكلة الكلامية عند الطفل بناءً على إجاباتها، مع الكشف على أعضاء النطق والكلام في الوجه، واختبار السمع.

حركة العضلات طبيعية أم ضعيفة؟ اللسان طبيعي أم فيه رابط؟ اللسان طوله طبيعي أم قصير؟ هل يوجد مشكلة في الأسنان (الفكين غير متطابقين أو متساقطة أو مشكلة مختلفة)؟ هل يوجد لحمية؟ السمع طبيعي؟ وغيره من الأسئلة التي نحصل على إجاباتها عن طريق الكشف.

7- أروح لمين؟

أصبحا في مجتمع واع والحمد لله والأهالي ـ معظمهم ـ يعرفون التخاطب ولا يتأخرون إذا لاحظوا أو شكوا في كون ابنهم يحتاجه.

ولكن أنا كوني ولي أمر، أب أو أم، إلى من علي الذهاب؟ كيف أعرف إن كان اختصاصي التخاطب كُفء؟

اختصاصي التخاطب شخص درس المجال ومعه شهادة معتمدة ومختومة بختم النسر وبطاقة (كارنيه) مزاولة المهنة المعتمد من جهة أو أخرى ومعترف بهذه الجهة في الحكومة.

يقابلك الاختصاصي كونك ولي الأمر ويتحدث معك ويسألك بعض الأسئلة عن الطفل وعن البيئة الخاصة بالطفل وطبيعتها وعن عمرك عند ولادة الطفل ومستوى المعيشة وطبيعة التعامل مع الطفل وصور التواصل المختلفة ويسجل الإجابة في استمارات.

يكشف على الطفل كشف روتيني ليحوله لطبيب إن توجب على حسب المشكلة.

يقوم باختبارات في حالة لزومها (اختبار ذكاء، كرز، اختبار لغة، اختبار أصوات..).

إن لم يكن عند الطفل مشكلة عضوية تستدعي تحويله لطبيب يبدأ الاختصاصي جلسات التخاطب.

إذا سمعت الاختصاصي يقول عن الطفل: "مريض"، امسك بيد طفلك وارحل.

ولو سمح لك كونك ولي أمر بحضور الجلسة امسك بيد ابنك وارحل.

8ـ أهلا بيك.. مع السلامة.

أول جلسة عند الاختصاصي تكون زيارة فحسب، يعني أنها كشف وتقييمات وتشخيص، طبيعي أن يوجه الاختصاصي الأسئلة للأم والأب.

وتكون زيارة ليست لطيفة حين يسألهم ويكون الرد "مش عارفين" "لا دي مش فاكرينها" وكلام من هذا القبيل.

لذا إن كنت ولي أمر يجب أن تعرف وتتذكر بعض الأشياء لأنها مهمة للتشخيص.

عمر الأب والأم عند ولادة الطفل؟

الحمل كان طبيعيا أم متعب؟

الولادة طبيعية أم قيصري؟

هل يوجد حالة مشابهة لحالة الطفل في العائلة؟

هل دخل الطفل لحضَانة؟

هل أصابته الصفرا؟ أو أي مرض؟

هل أخذ الطفل جلسات أكسجين؟

كم كان عمره في وقت جلسات الأكسجين؟ كم جلسة؟

هل يتناول أدوية معينة؟

هل سبق وتناول أدوية معينة؟

التاريخ المرضي؟

التاريخ النمائي؟

امتى بدأ يحبي، يمشي، يجلس، التسنين؟

التاريخ اللغوي؟

ينطق جملة مكونة من كم كلمة؟

متى نطق أول كلمة؟

هل يعرف العلاقات المحيطة به؟

التواصل البصري جيد؟

التواصل الجسدي جيد؟

حركته طبيعية؟

كل هذه أشياء مهمة وكثير غيرها.

قد رأيت أما متحمسة جدا لتشاهد تحسن ابنها وحين سألتها عن عمره قالت: " 6 أو 7 مش فاكرة"، فيجب أن نعرف العمر والتاريخ وغيره.

وفي الجلسة الأولى دع ابنك ليعتمد على نفسه ولا تطلب حضور الجلسة معه، لأنك ستؤثر على تركيزه وبالتالي على سرعة استجابته.

اترك الطفل مع الاختصاصي واخرج وإن سمعت صراخه من دولة مجاورة، دعه للاختصاصي.

9- مين دا؟

نبدأ في الحديث عن مواضيع تخرج عن دائرة التخاطب إلا أنها ترتبط به.

حين يعطيك الاختصاصي إرشادات اتبعها، قد جئته لحل المشكلة.

من أهم الإرشادات التي سيحدثك عنها الاختصاصي هي تجنب العنف في المعاملة مع الطفل، نظرا لوجود حالات تسوء نفسيا

وبالتالي تسوء في الكلام والسبب الرئيسي هو العنف الذي تتعرض له خاصة لو كان في المنزل.

يتحكم الأب أو الأم في الطفل بشكل مبالغ فيه وعند الاعتراض يتعاملون بالضرب أو التعنيف الشديد والزجر والإهانة.

وهنا يخطر على بالي سؤال واحد فحسب، من هذا؟

ليس الأب هو المقصود إنما الابن، أي على أي أساس يكونه الطفل لك؟

غالبا يكون الرد حجة تكشف عن جهل فيقول الأب: النبي قال (أنت ومالك لأبيك).

لا هو الرد على السؤال، ولا هو بالسبب الذي يسمح لشخص عاقل سوي نفسيا بالتعنيف والتعامل بعنف.

(أنت ومالك لأبيك) تكون طاعة وليست ملكية عامة أو خاصة.

والأب أو الأم الذين يلجآن للعنف والتعنيف يعقان ابنهم، لأن عقوق الولد ليست في اختيار اسمه أو أمه أو حريته وعبوديته فحسب.

عقوق الولد كذلك في حرمانه من العيش بشكل صحي نفسيا ومريح وتفضيل الأسلوب غير المناسب في المعاملة.

ويؤثر هذا على نفسية الطفل وعلى نشأته وبالتالي على الكلام عند الطفل.

ولو كان كلام الطفل سليما يكون سلوكه غير سليم.

إن كنت على صلة بمن يعنف ابناءه بصورة أو أخرى ذكره بأن يتقي الله وأن الله سيحاسبه، ونبهه أن يتبع إرشادات الاختصاصي.

سيرشدك الاختصاصي لأمور أخرى كذلك.

سيطلب الاختصاصي منك مشاركة الطفل في الأعمال المنزلية.

سيطلب تمارين وألعاب معينة لتنمية مهارات الطفل وزيادة تركيزه.

10- ضحك ولعب وجد.

في اتباع الإرشادات، وبدون اتباعها، وقبل التخاطب، وبدونه تكون بعض الأنشطة والألعاب التي تزيد من تركيز الطفل.

ومن هذه الألعاب:

لعبة العدد الناقص: نعد من 1 ل10 ونسقط رقم بينهم حتى يلاحظ الطفل الرقم الناقص ويذكره.

لعبة المقابلة: نذكر كلمة ويذكر الطفل عكسها، مثال ساخن وبارد، فوق وتحت.

قراءة القصص المصورة: لتشجيع الطفل على مناقشة ما يقرأه.

قصة قبل النوم: ونطلب منه حكايتها بالصباح.

قصة بأحداث مختلفة وأسماء متعددة ونطلب منه إعادة قصها.

لعبة المطابقة: واتي نطلق عليها لعبة الظل أو البازل، تركيب كل قطعة في المكان المناسب لها.

لعبة اللضم: في حالة كونها غير متاحة في المنزل نصنعها بخيط ومعكرونة، ويلضم الطفل الخيط والمعكرونة.

لعبة المكعبات: يشكل بيها بيت وقطار...

لعبة الحروف: التي نسميها أتوبيس كومبليت.

التنقيط بشمعة في كوب.

فصل الأشكال أو الأحجام المختلفة.

لعبة الأرقام.

وألعاب أخرى يلعبها منفردا أو مع مجموعة.

ولكن مهم جدا البعد عن ألعاب الفيديو والشاشات بأنواعها.

11 – عمايل ايديا

في حالات عدم توفر ألعاب مناسبة يمكن للأهل صناعة لعبة بأنفسهم باستخدام المتاح من الأدوات الموجودة في المنزل.

لو كان الطفل ـوهو الأفضلـ تحت المتابعة مع اختصاصي تخاطب يكون عند الأهل فكرة جيدة عن الألعاب المطلوبة أو النوعية أو الهدف منها.

لعبة كلعبة اللضم إذا لم تكن متاحة يمكن تبديلها بخيط ومعكرونة، في البداية نبدأ بحجم كبير من المعكرونة وحين يرشدنا الاختصاصي لرفع المستوى في اللعبة نستخدم حجم أصغر.

لعبة الألوان أسهل لعبة يمكن أن تلعب بأشياء عديدة.

كروت ومجلات التلوين يمكن أن تتبدل برسم نرسمه بأنفسنا.

لعبة فصل الأشياء المختلفة يمكن لعبها بحبوب فاصوليا مع معكرونة أو حبوب أخرى مختلفة، ونطلب من الطفل فصل كل نوع عن الآخر.

لعبة الأكواب، نضع كرة تحت كوب ونحركه من مكانه مع كوبين ونسأل الطفل عن الكرة تحت أي كوب.

ألعاب التوازن يمكن أن نمد لها خطا بلون واضح على الأرض (باستخدام شريط لاصق) ويكون الخط غير مستقيم، أو متقطع وفي اتجاهات مختلفة.

في ألعاب التوازن يمكن أن نطلب من الطفل أن يمسك ملعقة (عن طريق الفم) ويمشي بها مسافة معينة، وبعد المرحلة الأولى نضع ثقل في طرف الملعقة (وزن غير ثقيل، مكعب بلاستيك أو كرة بينج) ونطلب من الطفل أن يمشي مسافة معينة بدون أن يسقط الثقل من الملعقة.

يمكن للطفل مد ذراعيه وحمل كتاب أو مجلة ويمشي مسافة معينة بدون أن يسقط الكتاب، والمرحلة التالية يمشي الطفل والكتاب على رأسه بدون أن يسقط.

12 ـ هنقول إحنا لسة حبايب؟

"الحب والقبول هو أقوى قوة للشفاء والتغير"

ـكايت وايلد

ترى لماذا المشاعر مهمة جدا في التواصل مع الطفل سواء الطبيعي او طفل الإعاقات والمتلازمات؟

الموضوع بالنسبة لي يندرج تحت الصحة النفسية وأهمية كون الشخص سويا نفسيا، ولكن لماذا التعبير عن المشاعر بالتحديد مهم جدا؟

القصة تبدأ في بيت سمهاريا وباري نيل كوفمان الذي تم تشخيص ابنهما بالتوحد الشديد ومعدل ذكاؤه كان أقل من 30 في عمر 18 شهر (سنة ونصف).

وفي سنة 1970 كانت الطرق قليلة لعلاج التوحد والأساليب قاسية لتعديل السلوك بما فيها الصدمات الكهربية وبالطبع ليس هذا ما يطمئن به الأهل على ابنهم، وطبيعي خوفهم من هذه الطريقة في العلاج.

فكروا في طريقة أخرى واستقروا على العمل مع ابنهم بأنفسهم ضاربين عرض الحائط بعلاج الاختصاصيين.

أهم ما فعلوه هو أنهم قبلوا وأحبوا ابنهم كما هو، وعوضا عن تفكيرهم في تغيير طبعه أو سلوكه حتى يكون شخصا مناسبا للمجتمع أو العالم فكروا أنهم سيقبلونه كأنه هدية جميلة جاءت لتسعدهم، كما قرروا أنهم سيكونون معه في كل ما يفعله، فحين يرفرف يرفرفون مثله وحين يهتز للأمام والخلف يهتزون مثله.

يستمر الوضع لمدة 12 ساعة يوميا على مدار 3 سنين ونصف.

وتكون النتيجة أن الطفل قليل الذكاء شديد التوحد يكبر ولا يظهر عليه أي سمة من سمات التوحد أو أي علامات لحالته، ويسافر دولا مختلفة من العالم حتى يلقي محاضرات عن التوحد، ويؤلف كتاب "اختراق التوحد".

وهذا نتيجة العلاج بالإنضمام، الذي ما كان ليحصل لولا أن الأهل قبلوا وأحبوا ابنهم.

وتوثق هذه القصة في فيلم SON RISE: A miracle of love

لكايت وايلد. AUTISTIC وهو أول ما تم ذكره في كتاب

والتي تبدأ قصتها حين تشاهد الفيلم فتتأثر بفكرة الحب والقبول وتكون دافعا لها وتعمل حتى تصبح مديرة برنامج سن رايز ومدربة للموظفين حتى يكونون أشخاصا مسؤولين عن قيادة وتنسيق عمل مجموعة.

وكتبت كتابها حتى يساعد أهل طفل التوحد، والاختصاصي، وكل شخص يحب أن يتعامل مع طفل توحد ويساعده.

وتتكلم في الكتاب عن تحديات يومية تواجه الكل كقص الشعر (الحلاقة) وغسل الأسنان ودخول الحمام والنوم وغيره..

وهو من أفضل الكتب التي يمكن أن يقرأها الشخص الذي يتعامل مع طفل توحد.

والتعبير عن المشاعر مهم جدا ليس فقط لطفل التوحد، بل مهم للناس كافة، ومهم للشخص الذي يعبر وللشخص الذي يسمع سواء طبيعي أو غير طبيعي.

عبر عن مشاعرك واقبل طفلك وأظهر حبك، يعود بالنفع نفسيا وعقليا على الطفل وعليك.

من فضلك عبر عن حبك لابنك.

13 – هات إيدك وامسك إيدي

من المشكلات غير الملحوظة عند الأهل هي ضعف التواصل، وأحيانا يدمجون بين مفهوم التواصل ومفهوم اللغة أو الكلام.

حين عرفنا الكلام قلنا: إنه وسيلة من وسائل التواصل، ويعني هذا وجود وسائل أخرى، ومعناه أيضا أن التواصل يمكن أن يحدث بدون الكلام.

وهو طبيعي جدا في المراحل الأولى للطفل لأنه يكون لا يعرف كيفية الكلام (في عمر قبل القدرة على الكلام) ومع ذلك يتواصل مع الأم بشكل جيد بل ممتاز.

في المراحل الأولى للطفل يتواصل جيدا حتى لو متأخر لغويا.

يلتفت عند النداء عليه، ينفذ أوامر بسيطة، يصدر أصواتا يحاول التعبير بها عما يحتاجه، يرد الابتسامة حين يبتسم له أحد.

وأفعال أخرى نراها بسيطة ولكنها أسلوب الطفل في التواصل.

يختلط الأمر على الأهل فيظنون ضعف التواصل هو التأخر اللغوي، ولكنه مختلف.

من يمكن أن يكون عنده ضعف تواصل؟

طفل التوحد أو طيف التوحد.

طفل الحرمان البيئي.

طفل خجول جدا فيرفض التواصل مع غيره من شدة خجله.

طفل مدلل جدا فيرفض التواصل مع أحد غير الأم أو الأب، ويمكن أن يرفض التواصل مع الأهل لو زاد الدلال.

طفل فرط الحركة وتشتت الانتباه.

طفل ضعيف القدرات العقلية.

طفل ضعف التواصل قد يتواصل مع الأهل فقط، وقد يتواصل مع الناس في حدود المنزل وإن خرج يرفض التواصل، قد يتواصل بشكل طبيعي في مواقف معينة وبعض المواقف الأخرى يرفض التواصل فيها رفضا قاطعا.

ماذا يريد طفل ضعف التواصل حتى يتواصل؟

يظن بعض الناس أن الطفل يحتاج الكلام حتى يتواصل، ولكن الطفل يحتاج 3 أشياء للتواصل.

1 سبب

2شخص

3 طريقة

يعني أن الطفل يحتاج سببا للتواصل (يحتاج شيئا ما أو يريد قول شيء ما)

وشخص يتواصل معه حتى يحصل على الهدف (السبب الذي يريد)

طريقة يشرح بها للشخص (إشارة أو مناغاة أو لمس أو طرق أخرى)

هل الطفل ضعيف التواصل يحتاج علاجا تخاطبيا؟

على حسب مرحلته أو حالته التي يحددها الاختصاصي.

لو كانت حالة بسيطة يتم علاجها في المنزل مع الأهل عن طريق تدريبات والمشاركة في أعمال المنزل وغيره.

لو كانت الحالة شديدة يتم العلاج التخاطبي والذي يركز على التواصل البصري والجسدي وغيره.

طبيعة الطفل من المؤشرات التي تساعد على التحسن بسرعة مختلفة باختلاف كل طفل عن الآخر.

من الكتب المفيدة للأهل عن التواصل كتاب علمني كيف أتواصل للما العويهلي.

والذي تتكلم فيه عن ضعف التواصل.

وضعف التواصل مع الاضطرابات الأخرى.

وتذكر تدريبات لتحسين التواصل مع الطفل الطبيعي وطفل التوحد.

14 – أنا مين؟ أنا فين؟

الموضوع بشكل عام قد يكون غير مثير لكثيييير من الناس، أشخاص يستيقظون صباحا لأن النوم انتهى، يذهبون إلى العمل فقط لوجود وظيفة، وعندهم وظيفة لأن هذا ما وجدوا عليه آباءهم وأجدادهم، يعودون على موعد الطعام ليأكلوا وإن لم يشعروا بالجوع ولكن هي تقاليد الأيام، ينامون قبل منتصف الليل لشعورهم بالنعاس وحتى يستيقظون في الصباح الجديد لإعادة المشهد وتكراره.

الحياة الروتينية المملة في نظر البعض مهمة وممتعة في نظر البعض الآخر بل ويتمناها البعض، والحقيقة أنا منهم.

لا أعارض فكرة الحياة الروتينية إطلاقا، ولا أدعمها وأرشحها، ولكن أتكلم عن كون الشخص في الحياة ليس على قيدها.

نحن خلقنا لنعمل، والحق أن للواحد منا وظائف عديدة، وهنا لا أتكلم عن الوظيفة الحكومية أو العمل الحر أو الإدارة التي نتقاضى أجرا مقابل القيام بيها.

لنفهم علينا أن نفصل العنوان ونجزؤه ونتحدث عن كل جزء فيه.

أنا مين؟

ليس الاسم والجنسية، ولكن من أنا في أسرتي وعائلتي ومجتمعي والحياة التي أعيشها؟

نرى الكثير من الفتيات يقمن بدور الأمومة للأسرة كلها بما فيهم الأب والأم.

وأم تلعب دور الضحية ويمكن ـبدون وعيـ أن تكون هي سبب المشكلات.

وأب يلعب دور المحارب المقدام الذي يحمي الأسرة من المخاطر والأشرار، ويتضح -بدون وعي- أنه سبب المشكلات والرعب.

تكون الأم معتقدة أنها تسعد ابناءها بهذه الطريقة وتظهر حبها، ولكن الابناء في هذه الحالة يستقبلون رسالة محتواها "انتو السبب اللي خلاني في الوضع دا" ويرجع هذا لعدم معرفة أحدهم بكونه أو من هو.

في حالة كون الأب مضغوطا -وأحيانا في حالته الطبيعية- يضغط على أسرته، ويذكر تعبه لأجلهم باستمرار، وكم يتعب لراحتهم ويشقى ويحزن لأجل سعادتهم، ويتطرق لنقطة تتوالى فيها التحذيرات من نوع " لو مش هتحافظ على كتابك هاخده منك، إنت مش عارف أنا بتعب قد إيه عشان أجيب الكتاب دا وإنت مهمل فيه" "لو مش هتسمع كلامي أنا مش هخليك تخرج وهحبسك في البيت، أنا بتعب عشانك وإنت مش عايز تسمع الكلام وعايز تتعبني أكتر"

قد يكون الأب معتقدا أنه يربي الابن على تقديره والحفاظ على الموجود، ولكن الحقيقة أن الأب حينها يخلق مساحة خوف أو قلق أو رفض داخل عقل الابن، والابن في هذه الحال يظهر الشعور المطلوب ولا يقوم بالفعل المنتظر، لأنه يكون خائفا من العقاب أو قلقا من رد فعل الأب إن أخطأ أو رفض التواجد في مكان يجمعهم ليتجنب التحذيرات والتهديدات.

ويرجع هذا لكون الأب قد أخطأ من البداية في وظيفة الأبوة، وكان يجب أن يبث الطمأنينة في ابنه لا أن يخيفه مما لا خوف فيه، وكان يجب أن يرسل لابنه رسالة في أفعاله أنه يريد منه تقدير قيمة النعم لا أن يهدده بفقدها والحرمان منها.

والأم التي تلعب وتعيش وتصدق دور الضحية، وتعيد تذكير الأبناء بجهدها لأجلهم "أنا استحملت عشانكوا، كنت عايزة أتطلق وقلت هكمل عشان العيال، كنت عايزة أشتغل ورفضت عشان أربيكوا، كنت عايزة أكمل تعليم وسبته عشان آخد بالي عليكوا"

هنا يستقبل الأبناء رسالة محتواها أن الأم قد اختارت الحياة في وضع سيء مجبرة ليسعدوا، وهو ما ليس من مهام ووظيفة الأم.

ينتج عن هذه الحالات حالة الابن رب الأسرة، الذي فهم أنه السبب في الوضع غير المفضل أو المناسب للأم لأنها تخلت عما تريد لأجله، وفهم أن انتظار الاطمئنان من الأب سيطول وحدوثه محتمل فحسب.

فيكبر الابن حاملا مسؤولية نفسية وأخرى مادية فيتصرف بنفسه في كل كبيرة وصغيرة، فيكون مسؤولا عن كل الموجودين في المنزل من أفراد الأسرة.

وينتج كذلك ابنة تعمل "أم" وتلعب دور الأمومة بشكل جيد جدا، فتهتم بإطعام أخيها وملابس الأب ونظافة الأطفال وتمارس الأمومة على الجميع حتى الأم، فتشعر بالمسؤولية لأن الأم تخلت عما تريد لأجلها وبالتالي تكون البنت هي الأم لأمها فترعاها وتنفذ كل رغباتها وتتصدى لمن أراد إحزانها حتى لو كان الأب.

هذه الحالات مرهقة نفسيا ومع زيادة المسؤوليات ـفي غير موضعها-تسبب أزمات نفسية.

وبما أن الموضوع الرئيسي عندنا هو التخاطب نرجع للتنويه على كون زيادة الضغط النفسي يسبب مشكلات في الكلام.

أنا فين؟

بعد الجزئية السابقة يمكن أن تسأل أو تفكر إذا كنت في المكان المناسب، خصوصا لو تعرضت لمسؤولية وضعتك في وظيفة غير وظيفتك الأساسية أو جمعت بين وظيفتك مع وظيفة أخرى.

والمطمئن في الأمر أنك في المكان المناسب والحمد لله.

كيف أكون في المكان المناسب وأنا في وظيفة غير الأساسية التي لي؟

أنت في المكان المناسب ولكن في الوضع غير المناسب، هذا مكانك والذي إن خرجت منه أو بدلته سواء وأنت تتخلى عن المسؤوليات أو تحملها لن تشعر بالارتياح.

المشكلة ليست في المكان بل المشكلة في الوضع.

ولأن الوضع لك ولن يؤثر على غيرك، أنت المتحكم الوحيد فيه، تقبله أو تغيره، القرار لك، ولكن قبل القرار فكر في الأصوب والأنسب والذي يعود عليك بالأفضل بعد اتخاذه.

أنا ليه؟

نحن مسؤوليات يحملها غيرنا ونحمل مسؤوليات أخرى.

ولأن الوضع خاص بكل شخص بنفرده فالاختيار له، إما أن يكون ناصرا منصورا أو فاقدا مفقودا.

وهنا نتحدث عن العلاقات الاجتماعية، لأنها إذا ساءت تسوء الصحة النفسية والكلام.

الجزء الثاني

سنتعرف على الاضطرابات والإعاقات والحالات الطبيعية، سنفهم طبيعة كل حالة منهم وصفاتها.

تنويه: هذا الجزء للمعرفة فقط ولا يصح للقارئ العمل به والتشخيص.

أولا اضطرابات النطق والكلام
1-الخنف.

جاء في كتاب الألعاب الكلامية اللسانية للدكتور أحمد عبد المجيد هريدي:

الخنخنة ـ الخنّة:

الخنخنة: أن لا يبين الكلام فيخنخن في خياشيمه.

والأخنُّ: المسدود الخياشيم، وقيل هو الذي تخرج كلمته من خياشيمه، وقيل: الخنة: ضرب من الغنة كأن الكلام يرجع إلى الخياشيم.

وذكر ابن منصور أن "الخمخمة مثل الخنخنة وهو أن يتكلم الرجل كأنه مخنوف.

الخمخمة أو ما يطلق عليه (Rhinolalia) وما تسميه الإخصائيون العامة من الناس (الخنف) عيب من عيوب النطق، يستهدف له الأطفال الصغار والبالغون الكبار على حد سواء ... وتحدث الخمخمة في الكلام في حالتين وتتخذ أحد شكلين:

ففي الحالة الأولى يجد المصاب صعوبة في إحداث جميع الأصوات الكلامية المتحرك منها والساكن (فيما عدا حرفي الميم والنون) فيخرجها بطريقة مشوشة غير مألوفة فتبدو الحروف المتحركة مثلا كأن فيها غنة. أما الحروف الساكنة فتأخذ أشكالا مختلفة متباينة من الشخير أو (الخنن) أو الإبدال ويطلق الإخصائيون على هذا النوع من النطق المعيب (Rhinolalia Aperta) بمظاهره المختلفة الاصطلاح المعروف والعلة في هذا النوع إنما ترجع إلى أن الطبقة الرخوة من حلق الفم تجد صعوبة في أن تيتر البلعوم الأنفي، وهي عملية لازمة لسلامة النطق في إخراج بعض الحروف.

(Rhinonalia Clausa) أما النوع الثاني من هذا المرض الكلامي فيطلق عليه الإخصائيون ، وهو يختلف عن النوع الأول من حيث قدرة المصاب على إجادة النطق بمعظم الحروف الهجائية ـأو على الأقل قدرته على إحداث الأصوات التي تتصل بها بدرجة لا تثير الانتباه أو تبعث على السخرية والضحك ـ فيما عدا حرفي النون والميم وهما من الأصوات الأنفية ... وسبب هذا النوع الأخير من الخمخمة إنما يرجع إلى وجود زوائد أو التهابات أو أورام إما في الأنف نفسه أو في البلعوم الأنفي أو في الأنسجة الغددية التي تتكون خلف الأنف أو في اللوز أو في الزوائد الأنفية".

أشهر دعابة نذكرها عن الخنف وحتى عند الاستهزاء: "هخنفّ واتكلم فرنساوي"

والحقيقة أن الخنف اضطراب وليس طريقة معتمدة في لغة معينة.

الخنف: هو اضطراب في الرنين يسبب تغير في الصوت والذي يخرج بصورة مفرطة من التجويف الأنفي، وتخرج المتحركات من الأنف، والأصوات الأنفية هي (م، ن)

والذي يحدث أن الصمام الأنفي البلعومي لا يغلق بشكل كاف أو بشكل طبيعي وبالتالي يحدث خلل، وهو اضطراب الرنين والذي بدوره يغير الصوت فيصبح الصوت يخرج من الأنف بشكل أكبر من العادي، فيغلب على الأخنف صوت الميم والنون في كلامه.

الخنف نوعان:

1 خنف مفتوح، ويكون فيه زيادة الصوت الأنفي مع الصوت الفموي.

49

2 خنف مغلق، ويكون الأنف مغلقا تماما فتنقلب الأصوات الأنفية لأصوات فموية (ب، ل).

نتائج الخنف:

اضطراب في نطق السواكن.

سماع شخير وهواء أنفي أثناء الكلام.

تحويل الأصوات في الكلام لأصوات أخرى.

تأخر في اكتساب اللغة.

بحة صوتية.

تضخم في الأحبال الصوتية أو ظهور حبيبات.

مشاكل في المص والبلع.

ارتجاع الطعام من الأنف.

التهابات في الأذن الوسطى.

أسباب الإصابة بالخنف؟

الأسباب المذكورة غير مرتبطة ببعضها بمجملها.

ضعف سمعي، يسمع خطأ فينطق خطأ.

إعاقة ذهنية شديدة.

ضعف في العضلات المحيطة بالصمام.

مكتسب، بسبب حادثة أو عملية اللوز أو إزالة الأورام.

وراثي.

ما العمل؟

الطبيب اختصاصي الأنف والأذن والحنجرة هو الذي يشخص الخنف ونوعه، أو طبيب جراحة التجميل، أو اختصاصي التخاطب.

لو كان السبب عضويا يتم التدخل بالعلاج الدوائي من قبل الطبيب المعالج، وبعدها التقويم والتصحيح والتدخل السلوكي من قبل اختصاصي التخاطب، ولو كان السبب وظيفيا يتم التدخل من قبل اختصاصي التخاطب ويقوم بعمل تمارين معينة مع الحالة تعتمد على الجانب السلوكي.

وفي كتاب الألعاب الكلامية اللسانية للدكتور أحمد عبد المجيد هريدي:

وتكون الخطوة العلاجية الأولى في بعض الحالات موجهة إلى الناحية الجراحية لإزالة أي نقص أو سوء تركيب عضوي بالرجوع إلى رأي الإخصائي الكلامي، ويحتاج المريض بعدها إلى تمرينات خاصة بالتنفس والنفخ فضلا عن تمرينات أخرى تتصل باللسان والشفاه والحلق، "ويمكن أن يضاف إلى كل ما سبق تمرينات خاصة بالحروف المتحركة والساكنة ... وعن طريق التكرار تتحطم أساليب النطق المعيبة، وبالتدريج يكتسب (المريض) عن طريق الخبرة الجديدة كلاما سليما خاليا من كل عيب".

***ملحوظات:**

-تم ذكر كلمة "المريض" نقلا عن الكتاب المذكور أعلاه، ولم أكتبها وصفا لأصحاب الخنف.

-سيتم ذكر تمارين التنفس –إن شاء الله- في فصل منفصل بعد الانتهاء من فصول أمراض التخاطب.

2. التلعثم

بالرجوع للتاريخ اللغوي للغة العربية والبحث فيها وفتح باب عيوب الكلام والنطق وألقابها وأوصافها في كتاب الألعاب الكلامية اللسانية لدكتور أحمد عبد المجيد هريدي سنجد خمسة عيوب في الكلام والنطق (التغتغة، التمتمة، التهتهة، الثثعثعة، الجلجال) والذي نسميه نحن (العاميين من غير علماء اللغة) تلعثم، أو تهتهة, أو تأتأة، أو لجلجة، ومسميات أخرى لكل منها وصف وحال.

ولكل كلمة من الكلمات التي تم ذكرها تعريف في اللغة، وتعريف التخاطب قد جمعهم كلهم.

أما عن تعريف التلعثم في التخاطب: هو اضطراب في الكلام يعترض طلاقة الحديث.

يصاب به حالات عمرها يتراوح بين عام ونصف حتى 13 سنة.

كلما زاد العمر يقل التلعثم، وتقل حدة التلعثم عند كبار السن حتى تنعدم، فما السبب؟

لأسباب متعددة:

سرعة الكلام قليلة.

حركة الشفتين والفكين واللسان مبالغة أكثر.

الأصوات المتحركة طويلة عند نطقها.

السواكن غير واضحة في النطق.

السيطرة على مشكلات النفس والكلام.

جلسات علاج الكلام.

والحالات ـعموما ويزيد عند كبار السن- قد تتحسن بدون تدخل بنسبة تتراوح من 20 : 80% حسب اختلاف المراحل العمرية (وكلما زاد السن زاد الاحتمال) ويمكن أن يكون لسبب من الأسباب السابق ذكرها.

نسبة الإصابة 1%.

نسبة الإصابة بين الذكور والإناث 4 : 1 الذكور إلى الإناث.

وتزيد نسبة احتمال الإصابة في الأسرة اللي سبق إصابة أحد أفرادها.

9% من التوائم مصابين تلعثم.

وينتشر التلعثم بشكل أكبر في حالات التخلف العقلي، خاصة بين مصابي متلازمة داون.

ينعدم ظهور التلعثم بين أطفال الإعاقة السمعية المولودين بها نظرا للحديث البطيء وعدم وجود تغذية سمعية راجعة.

أسباب التلعثم:

أولا أسباب (نظريات) عضوية:

ـالهيمنة الدماغية.

-نظرية الكيمياء الحيوية.

-تشويش التغذية الراجعة.

ثانيا أسباب عصبية:

تكون نتيجة وليست سببا.

ثالثا أسباب تعليمية.

-سلوك مؤثر.

-تكيف تقليدي.

-المساهمة في التلعثم.

-وسيلة لتفادي الصراع.

ولكن ما سبق عبارة عن نظريات، أي ليس كل المصابين بالتلعثم عندهم كل ما سبق ذكره، بينهم نقاط تحتاج لشرح بتوسع لن نسلط عليها الضوء نظرا لكون الكتاب مفتاحا لباب العلم بالشيء وليس دراسة أو تعمق.

أعراض التلعثم:

منها أعراض صريحة ولكن تصيب حالات وأخرى لا تصيبها، أي ليست موجودة عند كل الحالات المصنفة أو مصابة بالتلعثم، ومنها:

أولا: عضلية:

-طرف العين (بربشة كتير).

-تعرجات الجبهة.

-تشوهات الشفاه.

-تحريك أي جزء من أجزاء الجسم.

ثانيا: زيادة غير أساسية:

أي أن مصاب التلعثم يضيف كلمة أو صوت وسط الكلام حتى يفكر قليلا ويجد كلمة ينطقها، مثلا يقول: اممم، يعني، ااااا، وعلى هذا المنوال.

ثالثا: تغيرات الصوت:

-زيادة أو نقص في سرعة الكلام.

-ثبات على طبقة صوت وعدم القدرة على تغييرها.

-تغير كفاءة الصوت.

رابعا: تغيرات في الجلد:

-شحوب.

-تورد.

-عرق.

-حمرة الوجه بسبب تدفق الدم فيه.

تغيرات في وظائف عضوية:

أولا تغيرات النفس:

-تعارض بين النفس من البطن والنفس من الصدر.

-طول الشهيق أو الزفير مع سرعة التنفس.

ـمحاولة التحدث أثناء الشهيق.

ـتوقف النفس تماما في بعض الأحيان.

ثانيا: تغيرات العين:

ـطرف بالعين.

ـتجنب الاتصال البصري.

ـتثبيت العين (النظر) لفترة طويلة.

ثالثا: تغيرات في الجهاز الدوري:

زيادة ضربات القلب.

رابعا: رعشة:

ـفي عضلات النطق والكلام ويمكن أن تصل للعضلات الخارجية للحنجرة.

وأخيرا: تغيرات في نغمة الصوت وكهربا المخ، ولكن ليست مؤثرة ولا ذات أهمية ولله الحمد

أعراض مصاحبة

أولا: الإحباط بعد بذل مجهود في الكلام.

ثانيا: الشعور بتوتر العضلات خصوصا عضلات النطق والكلام.

ثالثا: رد الفعل المؤثر:

خوف من التوقف.

ارتباك أثناء التوقف.

تحسن بعد التوقف ثم إحباط وخوف من التكرار.

من أسباب خوف المتلعثم:

ـالضغط النفسي.

ـالضغط العصبي.

الخوف من الكلام (أمام جمهور أو أمام من يهابه)

الخوف من تلقي الكلام (لو بيخاف من رد فعل اللي قدامه)

حجم الموضوع (لو كان موضوع مهم جدا لدرجة كبيرة تهز ثقته أو تخوفه من الخطأ)

أشكال التلعثم:

ـتكرار كلمة.

ـمد صوت.

ـالانشطار الداخلي للصوت.

ـالوقفة التنفسية.

التلعثم له درجات مختلفة وكل حالة تشخص تلعثم يتم تقييم درجة التلعثم عندها وبناء عليها يتم العلاج.

ما العمل؟

نعرض الحالة على اختصاصي وإن كانت تحتاج لطبيب يتم تحويلها لطبيب يعالج (بعض الأطباء يعالجون بالأدوية والبعض الآخر بالجراحة لبعض الحالات المعينة)

بعد العلاج من قبل الطبيب نتابع مع الطفل عند اختصاصي تخاطب.

ولو كانت الحالة لا تحتاج التحويل لطبيب يتم التدخل مباشرة من قبل اختصاصي التخاطب.

ويكون للعلاج طرقا مختلفة بما يتناسب مع كل حالة:

ـالعلاج بالظل.

ـضبط النفس.

ـاللفظ المنغم.

العلاج النفسي.

ـتأخير التغذية السمعية الخارجة الراجعة (DEAF – DAF).

ـعلاج تجنب الحديث.

ـطريقة التحضير لستراميستا.

ـطريقة سميث أكسنت.

ـتأهيل التلعثم عند الأطفال.

التلعثم علاجه ـإن شاء الله ـ سهل ونتائجه سريعة وأهم ما في العلاج هو المتابعة الأسرية لأن اهتمام الأهل يساعد على سرعة التحسن.

3ـ اللدغات

جاء عن اللثغة (اللدغة) في كتاب الألعاب الكلامية واللسانية للدكتور أحمد عبد المجيد هريدي:

والألثغ : الذي لا يُتم رفع لسانه في الكلام.

واللثغة : أن يُعدل بحرف إلى حرف.

اللدغات في التخاطب: هي نتيجة أخطاء في إخراج الحروف من مكانها الصحيح في أعضاء النطق والكلام.

اللدغة تصيب الصغار والكبار (يصاب بها صغيرا وتلزمه كبيرا) وتختلف درجتها وبعض الحالات تصل للحدة.

أما عن حروف اللدغة؛ يقول الكندي (وهو ما جاء في كتاب الألعاب الكلامية اللسانية):

"اعلم يا أخى ـ فدتك نفسي ـ أن اللثغة تظهر في لغة العرب في عشرة أحرف للمسنين ، والأصاغر في أكثر من ذلك في المنطق ... فأما العشرة حروف فهو هذا الذى أنا ذاكر منها:

العين ، والسين ، والشين ، والكاف ، والصاد ، والجيم ، والحاء ، والراء ، والقاف ، والزاي .

وفي التخاطب نكرر نفس الحروف ونزيد عليها بعض من الحروف كمثل الكاف وغيرها غير منتشرة تكاد تشمل أحرف العرب كاملة.

أنواع اللدغات:

التشويه.

الحذف.

الإبدال

الإضافة.

أسباب الإصابة باللدغة:

ما ذكره الكندي: إنها لسببين، إما نقص في آلة النطق، أو زيادة فيها.

ولتقدم الزمن وما فيه من تطور وابتداع وعلم فإن ذكر السبب في التخاطب أشمل وأكبر لتعدده.

في التخاطب:

أولا: أسباب عضوية:

ـرابط لساني.

ـقصر اللسان.

ـالشفة الأرنبية.

ـشق في سقف الحلق.

ـعدم تناسق الأسنان.

ـعدم تطابق الفكين.

ثانيا: أسباب وظيفية:

ـعمر الوالدين.

ـالجو الأسري.

ـالتقليد.

أشهر اللدغات:

ـالأشهر بينهم، لدغة الراء تنطق لام أو ياء أو غين.

ـلدغة السين تنطق شين أو ثاء أو خاء.

ـلدغة الكاف تنطق تاء أو دال.

ـلدغة الجيم تنطق تاء أو دال.

ما العمل؟

لو طفل عمره يتراوح بين 3 : 6 سنوات يتم عرضه على اختصاصي التخاطب ويحدد إذا كان يحتاج لتدخل تخاطب أم يكتفي بالإرشادات الأسرية.

في الغالب نطلب من الطفل نطق الحرف فيه اللدغة في كلمة بدايتها الحرف وفي كلمة يتوسطها الحرف وكلمة آخرها الحرف، وهذا بعد خروج الحرف سليم.

وبداية نهتم بتمرينات التنفس.

4-الحُبسة الكلامية.

جاء فيها في كتاب الألعاب الكلامية اللسانية:

"يقال في لسانه حبسة : إذا كان الكلام يثقل عليه ولم يبلغ حد الفأفاء .

والحُبسة : تعذر الكلام عند إرادته . والحبسة ــ أيضا ــ ثقل في الكلام ."

وتعريف الحُبسة الكلامية في التخاطب: هي الاسم الشامل لاضطرابات الكلام الناتجة عن خلل في التحكم العصبي لآلية الكلام.

أسباب الإصابة بالحبسة الكلامية:

ـحادثة.

ـالتهابات أو إصابة في الجهاز الدوري.

ـورم في العصب المخي أو أحد فصي المخ أو جذع المخ أو المخيخ أو الحبل الشوكي.

أنواع الحبسة الكلامية بحسب العضلات:

ـحبسة تشنجية.

ـحبسة ارتخائية.

ـحبسة ترنحية.

ـحبسة فرط حركة.

ـحبسة هبوط حركة.

ـحبسة مختلطة.

يتم تحديد كل نوع على حسب نوع ومكان الإصابة.

ثانيا اضطرابات اللغة

العي

ببساطة شديدة يمكننا القول أن العي: هو فقد اللغة بعد اكتسابها.

والذي يسمى (الاسم العلمي) "أفازيا".

المخ ليس فقط للتفكير، وهي بديهيات نعرفها كلنا الآن أو معظمنا والحمد لله.

بعض مناطق المخ مسؤولة عن الكلام وانتاجه، مثال منطقة بروكا ومنطقة فيرينك.

أسباب الإصابة بالعي أو الأفازيا:

ـتلف في منطقة بروكا.

ـإصابة في منطقة فرينيك.

أنواع الأفازيا \ العي:

أفازيا تعبيرية.

أفازيا استقبالية.

أفازيا مزدوجة.

أفازيا نسيانية.

ألابراكسيا.

القدرة على التعبير بالكتابة.

أفازيا كلية.

أعراض الأفازيا \ العي:

أولا أعراض عامة:

ـعدم القدرة على النطق مع عدم وجود شلل أو ضعف في العضلات.

ـعدم القدرة على فهم الكلام.

ـعدم القدرة على التعبير التلقائي.

عدم القدرة على القراءة أو الكتابة.

ـتسمية الأشياء والأشخاص بصعوبة، أو عدم القدرة على ذلك.

ـالتعبير بجمل منقوصة وصعوبة في التعبير.

ـاستبدال الحروف والمقاطع والكلمات.

ثانيا أعراض أكثر تفسيرا:

*الاستيعاب السمعي:

-ضعيف.

-الأوامر الموجهة غير مفهومة.

-صعوبة في تسمية الأشياء.

-الخلط (لخبطة) بين الكلمات المتشابهة في المعنى أو اللفظ.

-عدم تمييز المسميات.

*القراءة:

-بطء في القراءة.

-لا يميز بين الكلمات المتشابهة.

-إضافة أو حذف حروف.

*الكلام:

-صعوبة في النطق.

-تعبيرات منقوصة وغير واضحة.

-أخطاء في النحو وبناء الجملة.

-تكرار جزء من الجملة (كلمة).

-مشاكل في الإطار اللحني.

*الكتابة:

ـعكس الكلمات أثناء الكتابة (كأن الكلمة قصاد مراية).

ـنسيان حرف.

ـحذف أو إضافة حرف أو إبدال حرف أو كلمة.

ـبطء في الكتابة.

*تعبيرات الوجه:

ـعدم القدرة على استخدام الإيماءات والنظرات للتواصل.

ـعدم فهم النظرات والإيماءات التي يقوم بها من يتواصل معه.

*عضويا:

ـشلل نصفي.

ـمشاكل بالبصر.

ـمشاكل بالسمع.

*نفسيا وعصبيا:

ـإضرابات في المشاعر.

ـضحك أو بكاء مفاجئ.

ـتوتر وغضب واكتئاب.

ما العمل؟

هنا نقسم الفقرة على حسب التشخيص والعلاج.

ـالتشخيص:

لو كانت الحالة مصابة أفازيا بسبب حادث، يتم المتابعة مع طبيب يجري العملية الجراحية.

بعدها يتم عرضه على اختصاصي تخاطب.

لو كانت الحالة مصابة بدون حادثة يتم عرضها على اختصاصي التخاطب وإن احتاجت لطبيب يحولها الاختصاصي إلى طبيب.

ـ العلاج:

أول وأهم خطوة في العلاج هي الدعم النفسي، وهي مهمة على عاتق الأهل والاختصاصي على حد السواء.

أما عن التأهيل التخاطبي أو جلسات العلاج فيقوم بها الاختصاصي، ويرشد الأسرة، أو الأم والأب، وطبعا يجب اتباع الإرشادات وتنفيذها.

ثالثا اضطرابات الصوت

1- الطفرة غير مكتملة النمو

ماذا تعني طفرة وغير مكتملة النمو؟

طفرة: هي تغير يحدث في الجين المسؤول عن إظهار صفة ما وراثيا.

وأيضا تعني تغيير يحدث في شيء ما ينتج اختلاف عن الشكل أو الحالة الطبيعية لهذا الشيء.

طفرة غير مكتملة النمو: عدم القدرة على التغيير في الصوت من الطبقات العليا إلى الأدنى في سن البلوغ عند الذكور.

أسباب الطفرة غير مكتملة النمو:

- خوف من تحمل المسؤولية.

- عدم التكيف مع الصوت الجديد.

يعني أن الأسباب نفسية.

ما العمل؟

تذهب الحالة لطبيب أولا، لوكان السبب غير عضوي تتحول لاختصاصي التخاطب.

السبب نفسي وبالتالي العلاج يعتمد على الطمأنة في البداية.

والعلاج التخاطبي يعتمد على تدريبات التنفس وتدريبات أخرى يقوم بيها الاختصاصي.

وخلال جلسة واحدة يتم العلاج -إن شاء الله- ولو كان تم تحديد جلسة أخرى تكون للتأكيد.

2-فقد الصوت الوظيفي

هو فقد الصوت فجأة لفترة مؤقتة بدون سبب عضوي.

عادة يصيب النساء (الإناث) في سن يتراوح بين 18 : 38 وعند سن اليأس الذي يتراوح بين 35 : 55.

بيكون البلع طبيعي.

السعال والبكاء والضحك بأصوات طبيعية، ولكن الحالة لا تتحدث.

الهمس يكون ممكنا عند بعض الحالات.

أسباب فقد الصوت الوظيفي:

ضغط نفسي مفاجئ.

ما العمل؟

يتم عرض الحالة على الطبيب، لو كان السبب غير عضوي يتم التدخل التخاطبي.

بداية يهتم اختصاصي التخاطب بالجانب النفسي لأنه السبب في فقد الصوت فيكون أول العلاج طمأنة.

تدريبات التنفس وتدريبات يقوم بها اختصاصي التخاطب.

يتم اسنعادة الصوت خلال جلسة واحدة.

لو تم تحديد جلسات أكثر فهي للتأكيد.

الإعاقات

وفضلت أن يكون لها جزءا منفصلا رغم كون الكتاب للتوعية وليس للدراسة، نظرا لكون الإعاقات مختلفة عن غيرها من الحالات.

1-التوحد

التوحد: هو اضطراب نمائي يحدث في مرحلة مبكرة من مراحل الطفولة وبسببه يتأثر التواصل والتفاعل ويتضمن أنماط محددة من السلوك.

من أشهر المعلومات لدينا أن التعرض للشاشات (موبايل وكمبيوتر وتابلت وتليفزيون..) سبب إصابة بالتوحد.

هل هذا الكلام صحيح والمعلومة مؤكدة؟

الحقيقة أنه لا يوجد دراسات أثبتت أن مشاهدة الشاشات تتسبب في الإصابة بشكل مباشر بالتوحد.

ومعناه أنها تؤثر أو عامل مساعد وتساهم، ولكنها ليست السبب الرئيسي.

ولهذا يجب أن نطلب من الأمهات أو الأهالي أن يعرضوا أولادهم لمشاهدة الشاشات لفترات أقل حتى تنعدم وهو الأفضل.

صفات طفل التوحد:

أولا: قصور في التفاعل الاجتماعي:

والقصور يكون كمي وكيفي.

ـفي بداية الطفولة لا يظهر على الطفل الفرح لحمله من قبل الأم أو الأب.

ـغالبا لا يميز الأشخاص المهمين في حياته.

ـلا يظهر على الطفل أي شعور سلبي (غضب، حزن..) عند فراق أحد أفراد الأسرة أو وجوده بين أغراب.

ـعدم مشاركة الأطفال في اللعب.

ـتجنب التواصل البصري.

ـلا يتفاعل من الجانب العاطفي ولا يفهم الشعور.

ثانيا: السلوك النمطي:

ـالدوران (يلف حول كرسي أو طاولة أو غيره، أو يلف حول نفسه).

-ثني الجذع أو هز الرأس للخلف والأمام لفترات طويلة دون توقف أو ملل.

-الاستمرار في لعب لعبة معينة تفتقر التفكير أو النشاط العقلي لفترة طويلة، ويغضب عند أخذها منه.

-رفرفة بالأيدي.

-تنظيم الألعاب أو الأشياء في مجموعات مرتبة.

-الروتينية، بمعنى النوم والاستيقاظ في ساعة محددة، أكل طعام معين بالجلوس في نفس المكان وبنفس أدوات المائدة، المشي في نفس الطريق والذهاب لنفس المكان.

-تكرار رد الطرف (بربشة كتير يالعيون).

ثالثا: الاستجابة للمثيرات الحسية:

-استجابته إما أن تكون باردة ومتبلدة أو شديدة الحساسية.

يهتم جدا بأصوات مثل دقات الساعة أو الأمطار وغيرها.

يظهر حبه للموسيقى ويندمج مع لحن أو أغنية أعجبته سابقا.

-يتعرف على الأشياء عن طريق شمها أو تذوقها.

-قد يجرح وينزف ولا يبدي أي رد فعل.

رابعا: تغيرات مزاجية:

فجأة يتغير مزاج الطفل فيبكي ويصرخ أو يضحك بشدة وبدون سبب.

خامسا: مشكلات التخاطب:

ـقصور أو توقف أو اضطراب في كلام الطفل بسبب خلل وظيفي أو قصور في المراكز العصبية بالمخ في المناطق المسؤولة عن اللغة والكلام والرموز الواقعة بالنصف الكروي الأيسر من المخ.

ـكلامه مضطرب ولا يفهمه من يسمعه.

ـلا يقوم بالمناغاة في أول ثلاث شهور.

ـتلزمه ظاهرة رجع الصدى (سنذكرها منفردة).

ـالخلط (لخبطة) بين الضمائر أنا وأنت وغيرهما.

أسباب تأخر اللغة عند الطفل التوحدي:

غير محددة أو معروفة حتى الآن، ولكن أشار الباحثون إلى نقاط محددة يتشارك بها أطفال التوحد:

ـضعف القدرة على التقليد.

ـضعف القدرة على فهم الإشارات والإيماءات الجسدية.

ـضعف القدرة على فهم اللغة التعبيرية الموجهة له.

وتكون هذه النقاط ضعيفة أو منعدمة.

أنواع التوحد (بالنسبة للأطفال):

*طفل يعيش في عالمه الخاص.

هو طفل لا يتفاعل مع محيطه لأنه لم يدرك بعد أن أن يستطيع أن يؤثر أو يتواصل مع غيره عن طريق الكلام أو بطريقة أخرى.

سمات الطفل:

1-يعمل بمفره.

-يحصل على ما يريده بنفسه دون طلب.

-يخرج أصوات (زن).

-يبكي أو يصرخ عند الاعتراض.

-يبتسم ويضحك بدون سبب.

-يلعب بطريقة غريبة (غير المألوفة).

-يفهم عددا قليلا جدا من الكلمات.

-يتواصل لفترة قصيرة جدا بشكل غير متعمد.

-لا يتواصل مع أطفال آخرين.

2- طفل يستدعي الآخرين:

طفل مدرك أنه يسنطيع أن يتواصل ويؤثر على غيره من محيطه، يتواصل عن طريق الألعاب الجسدية أو الجر.

سمات الطفل:

-يتفاعل لوقت قصير.

-أحيانا يردد الكلمات.

-يتواصل عند طلب شيء، والتواصل جسدي بدون كلام (يجر غيره ويشاورله على اللي عايزه).

-يحصل بنفسه على ما يريد.

-مدرك للإرشادات المألوفة في الفعل الذي يدرك وجوب عمله.

ـ مدرك المراحل في الأفعال والأعمال الروتينية.

ـ يطلب متابعة الفعل الذي يقوم به بالابتسامة أو الصوت أوغيره.

3ـ طفل يتواصل بشكل أولي:

طفل يتواصل متعمدا ولكن لسبب معين وفي مواقف مشجعة ومهمة للطفل كطلب طعام أو لعبة، ويفهم الكلام عند استقبال جمل قصيرة ومبسطة.

سمات الطفل:

ـ يتفاعل في المواقف المألوفة.

ـ يمكنه اللعب لمدة أطول.

ـ يطلب متابعة اللعب باستخدام نظرة أو ابتسامة أو غيرهما.

ـ أحيانا يتجاوب مع ما يستقبل من الكلام إذا تكرر.

ـ يطلب أشياء معينة باستخدام الصور أو الإشارة أو غيرهما.

ـ يعبر عن الاعتراض باستخدام الكلمات نفسها.

ـ يفهم جمل وكلمات بسيطة ومألوفة بدون مساعدة بصرية.

ـ يرحب ويودع الآخرين.

ـ يجيب بنعم أو لا

4ـ طفل يشارك التواصل:

طفل يتواصل ويستعمل الكلام ولكن لا يفهم كل أساليب التواصل خاصة في المواقف غير المألوفة، ويكرر الكلمات أو الجمل للتعبير عمّا استعصى عليه.

سمات الطفل:

-يتواصل بالكلام لفترة قصيرة.

-يفهم كلمات عديدة.

يتكلم عن الماضي أو المستقبل.

-يعبر عن شعوره.

-يكون جملة بدون مساعدة.

-يقطع اللعب مع غيره عند مواجهة صعوبة.

-يكرر الكلام عند عدم القدرة على فهم ما يستقبله.

-يواجه صعوبة في مشاركة الأحاديث.

-لا يحترم قواعد المخاطبة.

منتشر جدا -مع الأسف- بين الناس حتى بين فئة من المعالجين أن التوحد لا علاج له وأن طفل التوحد يعيش في التوحد طوال عمره، وهو خطأ والحمد لله، لأن طفل التوحد يعالج ويصبح طبيعيا لا فرق بينه وبين غيره أو اختلاف.

وكل ما نحتاجه في علاج التوحد هو الصبر والاستمرار.

ما العمل؟

إذا تم تشخيص طفل بالتوحد من قبل طبيب أو اختصاصي تخاطب نتابع مع كلاهما، لو أخبرنا الطبيب باحتياجه إلى علاج دوائي، واختصاصي التخاطب لاحتياج طفل التوحد إلى متابعة تخاطب.

لكل نوع أو حالة طريقة معينة في العلاج التخاطبي، المهم الصبر واتباع الإرشادات والإلتزام بالجلسات.

ومن الإشاعات الخطأ المنتشرة إن طفل التوحد لا يصبح طبيعيا، ولكن الحمد لله يصبح طبيعيا بعد تمام علاجه لدرجة لا توحي بالإصابة بالتوحد أبدا.

2ـالضعف السمعي

السمع من أهم الحواس التي تساهم في إنتاج الكلام.

السمع وسيلة اللغة الإستقبالية التي يستلمها ويتلقاها الطفل في المراحل الأولى فيكتسب حصيلة لغوية يرددها ويستعملها في الكلام.

في حالة استقبال الكلمات بشكل غير الصحيح ينتج كلام غير الصحيح لأن هذا ما سمعه وعرفه.

وفي حالة عدم استقبال الكلام لن ينتج كلام ولغة للتواصل لأنه لا يعرف عن الكلام شيئا.

ماذا نسمع؟

بديهيا نسمع صوتا، ولكن هذا الصوت عبارة عن موجات أو اهتزازات منبعثة في الهواء تنتج عن أي مصدر كالكلام أو دق الباب أو موسيقى أو غيرها.

إذن الصوت عبارة عن موجات اهتزازية يحملها الهواء.

ولكل صوت موجات مختلفة وهو سبب اختلاف الأصوات.

حين يصل الصوت للأذن ينتقل من الأذن للمخ ويتم ترجمته على شكل رسائل يستوعبها المخ.

تتكون الأذن من 3 أجزاء:

أذن خارجية: تلتقط وتستقبل الموجات الصوتية وتحولها للأذن الوسطى.

الأذن الوسطى: تستقبل الموجات الصوتية من الهواء وتحولها موجات ضغط ميكانيكية وترسلها لسوائل الأذن الداخلية.

الأذن الداخلية: تستقبل موجات الضغط الميكانيكي وتحولها لإشارات صوتية يستوعبها المخ.

وهذا مجمل وفكرة عامة غير مفصلة عن عملية السمع.

والتي بدورها تؤثر بالسلب على الكلام إذا ضعفت أو انعدمت تماما.

وضعف السمع ينقسم لدرجات يصنف فيها لضعف سمع بسيط أو ضعف سمع متوسط أو ضعف سمع شديد أو ضعف سمع شديد جدا.

كل درجة من الدرجات الخاصة بالسمع اللي تتراوح من السمع الطبيعي أو العادي لضعف السمع الشديد جدا لها تأثير على الكلام.

أنواع ضعف السمع:

ضعف السمع التوصيلي

يكون في الأذن الخارجية أو الوسطى، يحدث نتيجة وجود مانع لمرور الموجات الصوتية من الأذن الخارجية أو الأذن الوسطى.

ضعف السمع الحسي العصبي:

هو ضعف حسي في الأذن الداخلية وضعف عصبي في العصب السمعي.

ضعف السمع المختلط:

يجمع بين ضعف السمع التوصيلي وضعف السمع الحسي العصبي، فيه تلف في الأذن الخارجية أو الوسطى مع تلف في الأذن الداخلية.

أجهزة السمع:

زراعة القوقعة الصناعية:

جهاز طبي إلكتروني يوضع عوضا عن الأذن الداخلية التالفة ويعمل بعملها.

زراعة التوصيل العظمي:

جهاز طبي يتخطى مشكلات الأذن الخارجية والأذن الوسطى، فيرسل الصوت عبر العظام مباشرة إلى الأذن الداخلية.

السماعات الطبية:

أجهزة تلتقط الصوت وترفعه وتنقله إلى الأذن الداخلية عن طريق الأذن الوسطى.

حالات الأطفال:

-تشوه القناة السمعية \ صغر صوان الأذن.

-إلتهاب الأذن الوسطى.

-الشفة المشقوقة (الأرنبية) \ الحنك المشقوق.

-الصمم الخلقي.

-التهاب الأذن الخارجية.

-التهاب السحايا.

-الأدوية السامة للأذن.

-ضعف السمع المفاجئ.

-الصدمة.

-متلازمة داون.

-متلازمة ترينتشر كولينز.

حالات الكبار:

-ورم العصب السمعي.

-كولستياتوما (ورم بكتيري في الأذن الوسطى).

-اتساع القناة الدهليزية في الأذن الداخلية.

-مرض فينييرز.

-تصلب عظمة الأذن الوسطى.

ـضعف السمع لتقدم السن.

ما العمل؟

لعلاج أمراض الأذن يتابع الشخص (طفل أو بالغ) مع طبيب أنف وأذن وحنجرة.

بعد تشخيصه بحالة معينة وعلاجه منها أو خلال فترة العلاج يتابع مع اختصاصي تخاطب.

يتم عمل اختبارات وقياسات سمعية لتحديد نسبة السمع أو درجة ضعف السمع.

يتم الكشف عن اضطرابات اللغة، وهو طبيعي جدا نظرا لضعف السمع وتأثيره.

يتم العلاج من جوانب عديدة، أولها وأهمها الإرشاد الأسري لشرح وتوضيح طبيعة الحالة وماهية الحالة والتعامل الأنسب معها.

ويتم التعامل من جوانب مختلفة، جانب اللغة والإدراك والتمييز وتنمية المهارات وغيرهم.

الشلل الدماغي

اضطراب عصبي حركي يحدث في الطفولة المبكرة ويؤثر على النمو العقلي واللغوي والنمائي.

الشلل الدماغي عرض وليس مرض، وللتوضيح أكثر الشلل الدماغي مجموعة أعراض ولكن ليس مرض.

يحدث نتيجة تلف في مراكز الحركة في الدماغ، يؤثر على الحركة والوضع الجسماني، ولا يتطور للأسوأ.

ليس وراثيا ويستجيب للتدخل العلاجي.

عادة أطفال الشلل الدماغي يكونون متعددي الإعاقة.

أسباب الإصابة الدماغية (شلل الدماغ):

أولا: أسباب فترة الحمل:

-نقص الأكسجين.

-كون الأم مصابة بالتهاب شديد أو ربو أو اضطرابات قلبية أو تسمم حمل أو تضخم الغدة الدرقية.

-اختلاف العامل الريزيسي.

-عوامل جينية (نسبة 5% تكون بسبب عوامل وراثية).

-الخداج.

-الوضع الصحي للأم سيء.

-إدمان الأم للكحوليات.

وتشمل هذه الأسباب 40% من الإصابات.

ثانيا: الإصابة في فترة الولادة:

--النزيف أو الإصابة أثناء الولادة.

-الضغط على رأس الطفل أثناء الولادة إذا كانت سريعة جدا أو بطيئة جدا مما يؤدي إلى نزيف.

-التخدير في عملية الولادة.

-الاختناق.

ـنقص الأكسجين.

ـإصابة الطفل بذات الرئة أو التفاف الحبل السري.

ـنوع الولادة (طبيعية أم قيصري).

وتشكل هذه الأسباب 45 : 50% من الحالات.

ثالثا: إصابة ما بعد الولادة:

ـإصابة الرأس بسبب حادث أو سقوط أو غيره.

ـالتهابات (الدماغ ، السحايا ،..).

ـاضطرابات التسمم بسب العقاقير.

ـنقص الأكسجين.

ـالأورام الدماغية.

أعراض الإصابة الدماغية:

تختلف باختلاف كل حالة وطبيعتها، ولكن تظهر بشكل عام في:

ـعدم التحكم في عضلات الجسم.

ـعدم الثبات على الأوضاع الجسمانية.

ـعدم التوازن الجسماني.

ـتأخر لغوي.

ـإعاقة سمعية.

ـإعاقة بصرية.

ـنوبات صرع.

تنقسم الإصابة الدماغية أو الشلل الدماغي إلى 3 درجات:

شلل دماغي بسيط.

شلل دماغي متوسط.

شلل دماغي شديد.

أنواع الشلل الدماغي أو الإصابة الدماغية:

1- الأطراف المصابة.

ـشلل نصفي.

ـشلل سفلي.

ـشلل رباعي.

ـشلل في طرف واحد.

ـشلل في ثلاثة أطراف.

2- طبيعة الضعف العضلي:

ـإصابة دماغية تشنجية.

ـإصابة دماغية تخبطية.

ـإصابة دماغية لا توازنية.

ـإصابة دماغية إرتعاشية.

ـإصابة دماغية تيبسية.

3ـ شدة الإصابة:

ـبسيطة.

ـمتوسطة.

ـشديدة.

ما العمل؟

نتابع مع طبيب ومع اختصاصي تخاطب.

يتم العلاج التخاطبي ونلاحظ تحسن كل جلسة وطبعا ككل الحالات المتشابهة والمختلفة مهم جدا المتابعة من الأهل والاهتمام لأنه من أهم خطوات العلاج.

ويهتم العلاج التخاطبي بالجانب النفسي والجانب الحركي والجانب الوظيفي والتربوي والتواصلي والتقويمي والسلوكي.

وكلما كان التدخل مبكرا كان العلاج أسرع وأفضل.

ولأن الوقاية خير من العلاج مهم أن نتبع إرشادات نفهم ونعرف من خلالها كيف نحمي أنفسنا ـإن شاء اللهـ من الإصابة الدماغية أو الشلل الدماغي، والذي بدوره يتم على ثلاث مراحل مترابطين غير متتاليين:

أولا: الجانب الجسماني أو البدني:

ـالاهتمام بالصحة العامة للوالدين.

ـالاهتمام بصحة الأم الحامل ووقايتها قدر المستطاع من الأمراض المعدية الشديدة (الحصبة الألمانية، كورونا،..).

ـالتطعيم ضد الفيروسات والبكتيريا المؤثرة على الدماغ.

ـالاهتمام بالغذاء الصحي السليم.

ـاختيار الطريقة المناسبة للولادة وليس الطريقة المفضلة (طبيعية، قيصري).

ـالثقافة الأسرية والثقافة العامة.

ـتجنب نقص أو زيادة الأكسجين.

ـالكشف المبكر.

ثانيا:

الحفاظ على الصحة، وفي حالة وجود مرض يجب الاهتمام بالتحسن وتجنب التقدم للأسوأ، وتقديم رعاية صحية كاملة في حالة انخفاض السكر في الدم.

ثالثا:

إرشاد الأسرة والمجتمع، وتحسين الثقافة وتعديل الاتجاهات وتحويلها إلى المسار الصحيح، وتلقي العلاج في حالة الإصابة وتوفير البيئة المناسبة للعلاج التخاطبي والنفسي.

التأخر العقلي

هو انخفاض في مستوى الإدراك العقلي يظهر في فترة النمو ويصاحب عجز في السلوك التكيفي.

أي أنه عبارة عن كمية أقل من الفهم والإدراك تسبب عدم توافق مع البيئة نظرا للشخص المصاب ويظهر في فترة النمو، أي يظهر في مرحلة الطفولة والطفل في عمر صغير.

التأخر العقلي ينقسم لأربع مستويات اعتمادا على مقياس ويكسلر:

بسيط إذا كانت النسبة تتراوح بين 55 : 69.

متوسط إذا كانت النسبة تتراوح بين 40 :54.

شديد إذا كانت النسبة تتراوح بين 25 :39.

شديد جدا إذا كانت النسبة أقل من 25.

أسباب التأخر العقلي:

غير معروفة في 70% من الحالات تقريبا، والأسباب المعروفة تخطى 200 سبب، أشهرها:

الالتهابات والتسمم.

الرضوخ والعوامل الجسمانية.

اضطرابات عملية الأيض والتغذية.

الاضطرابات الدماغية عامة.

عوامل قبل الولادة.

الاضطرابات الجينية.

اضطرابات الحمل.

صفات أطفال التأخر العقلي:

النمو المعرفي:

قدرة التعلم محدودة وبطيئة.

سريعون النسيان.

ضعاف التركيز

يتعلمون المهارات بصعوبة وبعد تكرار وتسلسل.

النمو اللغوي:

التعلم اللغوي محدود.

الحصيلة اللغوية ضعيفة.

النمو الحركي:

ضعيف ويزداد ضعفا كلما زاد التأخر العقلي واشتد.

وكذلك هم أكثر عرضة للمشكلات الصحية والجسمانية المختلفة.

النمو الاجتماعي:

مظاهرهم السلوكية غير متكيفة مع المجتمع والبيئة المحيطة بهم.

استجاباتهم للمواقف الاجتماعية غير مناسبة؛ مما يشعرهم بالإحباط، ويفتقرون للمبادرة.

المتلازمات

Syndromes

متلازمة داون

Down Syndrome

من أشهر المتلازمات والتي أصبح عندنا وعي بها وفكرة عامة عنها، وبذكر المتلازمات قد تكون أول ما يخطر على عقلي.

تحدث نتيجة طفرة في عدد الكروموسومات الموجودة في الجين.

طفل داون هو نفسه الطفل المنغولي.

صفات طفل متلازمة داون:

- وجه منغولي (سبب التسمية بالطفل المنغولي).

- قصير القامة.

-الأعين مسحوبة للخارج وللأعلى.

-نقاط بيضاء حول قزحية العين.

-مقدمة اللسان خارج الفم.

-قاعدة الأنف تشبه حدوة الحصان.

-اهتزازات بالعين وأحيانا حول.

-قد يصاب بمياه بيضاء في عدسة العين عند الولادة أو في سن مبكرة.

-أذن صغيرة بشكل غير الطبيعي وبمستوى منخفض.

-فم صغير وشفاه جافة ولسان صغير متشقق.

تأخر في التسنين (انبات الأسنان) وتنبت غير منتظمة.

-سقف الحلق عالي ومحدد.

-الذقن صغير.

-يميل للبدانة.

-منحني الجذع وبطنه بارز.

-قصير الرقبة.

-منتصف الصدر منخفض مما يشبّه شكل الصدر بالقمع.

-الحركة غير رشيقة.

-جاف البشرة في كل الجسم.

-يرتخي جلد الرقبة والأكتاف في الطفولة.

أسباب متلازمة داون:

-وراثي بسبب انتقال كروموسوم من خلية لأخرى، وهذا السبب نادر الحدوث.

-خلط الخلايا بين الطبيعية وغير الطبيعية سويا.

-السبب الأشهر، وجود ثلاثة كروموسومات في الخلية 21 لعدم انقسام أحد الكروموسومين أثناء انشطار الخلية.

صفات أطفال متلازمة داون:

-ضعف نمو الجهاز الحركي وضعف عام بالعضلات.

-يمشي كالعساكر.

-صعوبة في الحركة اليدوية المحترفة.

-التمييز الحسي غير طبيعي.

-تأخر عقلي متوسط أو شديد.

-النمو الاجتماعي أسرع من النمو العقلي.

-تأخر لغوي.

متلازمة أنجلمان

Angelman Syndrome

تشابه صفات معينة وملامح بين أطفال لا قرابة بينهم، وتشابه في التخلف الفكري، نوبات الضحك المفرط، نوبات الصرع، طريقة المشي.

يطلق على أطفال متلازمة انجلمان أطفال الدمى.

حالة نادرة تحدث بنسبة 1 : 30000 ولادة حية.

أسباب الإصابة بمتلازمة أنجلمان:

-طفرة جينية ولا تورث.

-قطع أو نقص في طرف الصبغي رقم 15 الجزء q13q11.

-نقص الموروث UBE3A.

-النقص في الكروموسوم الموروث من الأم غالبا.

وإذا كان النقص في الكروموسوم الموروث من الأب يُحدث ملازمة برادر ويلي.

الأعراض لمتلازمة أنجلمان:

-وزن وملامح الطفل عند الولادة.

-تأخر في اكتساب المهارات الفكرية والحركية مع عدم فقد المهارة المكتسبة.

-صعوبة في الرضاعة وكثرة التقيؤ.

-تخلف فكري يتراوح بين المتوسط إلى الشديد.

-تأخر لغوي وتخاطبي وضعف التواصل.

-نوبات الضحك المفرط.

-نوبات الصرع.

-طريقة المشي الخاصة.

تظهر الأعراض بين الثالثة والسادسة.

صفات طفل متلازمة أنجلمان:

ـملامح طبيعية عند الولادة.

ـصغر حجم الرأس بعد عمر سنتين.

ـحدة العينين.

ـحَوَل.

ـوسع الفم والابتسام.

ـسيلان اللعاب.

ـنتوءات الأسنان.

ـنقص نمو الجزء الأوسط من الوجه.

ـحساسية من ارتفاع حرارة الجو.

ـاستطالة الوجه عند الشباب ووضوح الأعراض.

ما العمل؟

يتم العلاج الدوائي تحت إشراف طبيب مختص.

العلاج التخاطبي يتم بجلسات التخاطب وتعديل السلوك.

متلازمة ويليامز

William's Synderome

ملامح مميزة، وعوق فكري، ارتفاع نسبة الكالسيوم في الدم، ضيق في مجرى الشريان الأبهر للقلب.

تحدث بنسبة 1 : 20000 ولادة.

تصيب الإناث والذكور.

احتمالية نقل المتلازمة من المصاب بها لابنه 50%.

أسباب الإصابة بمتلازمة ويليامز:

- غير معروفة في الحالات الفردية غير الوراثية.

- طفرة جينية.

- نقص أو حذف جزء من الكروموسوم الصبغي السابع والذي يحتوي على أكثر من 15 موروث.

أعراض متلازمة ويليامز:

- نقص الوزن عند الولادة وضعف النمو.

- ملامح مميزة للوجه.

- تخلف فكري بسيط أو متوسط.

- صعوبة النطق والكلام.

- زيادة نسبة الكالسيوم في الدم.

- مشاكل في القلب والجهاز الدوري.

- مشاكل التغذية.

- مغص متكرر عند حديثي الولادة.

- غياب بعض الأسنان أو عدم اكتمال نمو السنة.

ـتشوهات كلوية (في الكليتين أو وجود كلية واحدة).

ـفتاق.

ـحساسية الصوت.

ـمشكلات الجهاز الحركي.

ـمشكلات نفسية.

ـتأخر نمائي وحركي وفكري.

ضعف التركيز وصعوبات التعلم.

ما العمل؟

يتم العلاج تحت إشراف طبيب متخصص.

تتم المتابعة مع اختصاصي التخاطب للعلاج التخاطبي.

يتم معالجة صعوبات التعلم تحت إشراف التعليم الخاص.

متلازمة مارفان

Marfan Syndrome

متلازمة تنتقل من جيل لآخر عن طريق الوراثة السائدة.

حالة تحدث نتيجة خلل في تركيب النسيج الضام، مما يؤدي لعيوب في العظام والجهاز الدوري والعين وغيرهم.

نادرة الحدوث حيث تصيب 1 : 10000 شخص.

تصيب الذكور والإناث.

أعراض متلازمة مارفان:

تختلف الأعراض باختلاف الأشخاص والحالات، ولكن أشهر الأعراض وأهمها:

-طول القامة والأطراف.

-شكل مميز للرأس والوجه.

-تغيرات في العمود الفقري والصدر.

-مشكلات العين.

-مشكلات القلب والجهاز الدوري.

-حدوث الفتوق بكثرة.

-تكرار خلع المفصل.

-صعوبات التعلم.

-تخلف عقلي في بعض الحالات.

ما العمل؟

تتم المتابعة العلاجية تحت إشراف الطبيب المختص نظرا لكل حالة، مشكلات العيون يتم المتابعة مع طبيب الأعين، ومشكلات القلب يتم المتابعة مع طبيب القلب.

متلازمة برادر – ويلي

Prader – Willi Syndrome

حالات فيها إعاقة عقلية ورخاوة ومشاكل في التغذية وسمنة وعدم اكتمال الأعضاء التناسلية وقصر القامة والتأخر النمائي واللغوي وغيرهم.

تصيب الذكور والإناث.

تحدث بنسبة 1 : 12000 أو 15000 حالة ولادة.

قد يعيش المصاب فترة أطول إذا اهتم بالغذاء السليم الصحي.

تحدث نتيجة طفرة جينية غير معروف سببها.

2% من المصابين تمت إصابتهم وراثيا.

أسباب الإصابة بمتلازمة برادر – ويلي:

-غياب أو حذف جين من الذراع الطويل للكروموسوم 15 القادم من الأب.

-قد يحدث نتيجة الحصول على نسختين من الكروموسوم 15 من الأم.

أعراض متلازمة برادر – ويلي:

-نقص حركة الجنين المصاب.

-ضعف العضلات المتزايد من الطفولة بتقدم العمر.

صعوبة في الرضاعة.

-خمول في الطفولة وبكاء قليل.

-تأخر النمو الحركي والفكري.

-ملامح بدنية مميزة.

-ثبات الوزن أو نقصانه في الطفولة.

-شراهة وسمنة سريعة بمرور الوقت.

-مشكلات في الطعام.

-صعوبات تعلم أو تخلف عقلي بسيط.

-قصور جنسي وعدم اكتمال الأعضاء التناسلية.

-مشكلات سلوكية.

متلازمة الإبهام الكبير \ روبنشتاين – تايبي

Rubinstein – Taybi Syndrome

حالة قصر قامة وتأخر النمو الفكري والحركي وسمات الوجه الكبيرة وكبر حجم الإبهام والسبابة في اليدين والقدمين.

حالة نادرة الحدوث؛ حيث تحدث بنسبة 1 : 300000 حالة ولادة.

تصيب الإناث والذكور.

طفرة جينية وحالة غير وراثية.

أسباب الإصابة بمتلازمة الإبهام الكبير:

-الأسباب غير معروفة ولكن يلاحظ طفرات جينية.

ـنقص للذراع القصير للكروموسوم رقم 16.

ـطفرة في الموروث.

أعراض الإصابة بمتلازمة الإبهام الكبير:

ـتخلف عقلي.

ـقلة التركيز.

ـتأخر النمو الحركي.

ـشكل اليدين والقدمين.

ـمشية متصلبة.

ـنوبات صرع عند بعض الحالات.

ـتأخر لغوي وتخاطبي.

ـاستخدام لغة الإشارة عند معظمهم.

ـمسالمين واجتماعيين وودودين.

ما العمل؟

علاج الصرع تحت إشراف الطبيب المختص.

العلاج التخاطبي للنطق والكلام تحت إشراف اختصاصي التخاطب.

متلازمة رجع الصدى \ المصاداة

Echollalia

مشكلة ترديد الكلام، والتي تنقسم لثلاثة أنواع:

‐المصاداة الفورية Immediate Echollalia:

تحدث فور سماع الكلام.

‐المصاداة المتأخرة Delayed Echollalia:

تحدث بعد سماع الكلام بفترة تتراوح بين الدقائق والأيام، ويردد الطفل نفس الكلام كما سمعه.

‐المصاداة البسيطة Mitigated Echollalia:

قد تكون فورية أو متأخرة، ويكرر الطفل الكلام مع تغيير بسيط في الجملة.

85% من أطفال التوحد مصابون بمتلازمة المصادة أو ترديد الصدى، وكلما زاد الإدراك اللغوي قلت المصاداة.

وتصيب أطفالا من غير أطفال التوحد (الأطفال الطبيعيين، طفل القصور البصري، فقدان الذاكرة).

أسباب الإصابة بالمصاداة:

ـللتواصل.

ـتخفيف من التوتر والقلق.

ـتنظيم الأفكار وفهم الكلام.

ـأحيانا بدون سبب واضح.

ما العمل؟

يتم العلاج التخاطبي تحت إشراف اختصاصي التخاطب والذي يحدد العلاج نظرا لكل حالة.

متلازمة تريتشر كولينز

TCS

متلازمة تريتشر كولينز أو متلازمة فرانشسكيتي أو خلل التعظم الفكي الوجهي.

تشوهات في عظام الجمجمة مصحوبة بقصور في الجهاز التنفسي وتوقف التنفس أثناء النوم وضعف السمع التوصيلي.

في بعض الحالات تتشوه الأذن الوسط.

وبعض الحالات ــنادرةــ تتشوه الأذن الداخلية مع ضعف السمع الحسي العصبي.

في ختام الكلام عن المتلازمات وقراءة جملة "لا علاج لها" أو "لا شفاء منها" أو حتى سماع الجملة من طبيب أو اختصاصي أو غيره،

أحب أن أوضح وأذكر نفسي وإياكم بقوله صلى الله عليه وسلم (ما خلق الله من داء إلا وله دواء)؛ أو هذا ما جاء في معناه.

عفا الله عنا وعنكم.

فرط الحركة وتشتت الانتباه

ADHD

زيادة غير طبيعية في النشاط الحركي مع ضعف التركيز.

تتأثر بأكل السكر والانفعالات.

نشاط في البيت والمدرسة والأماكن العامة وكل مكان.

أعراض فرط الحركة وتشتت الانتباه:

ـزيادة الحركة، والتي تجعلهم غير ثابتين أو ساكنين حتى أثناء الجلوس.

- قلة الانتباه.

- الإهمال، ممتلكاتهم مفقودة دائما.

- الاندفاع.

نسبة الإصابة أكبر في الذكور عن الإناث بمعدل 4 : 1, إلا أنها تصيب النوعين.

أطفال فرط الحركة وتشتت الانتباه يعانون من دسلكسيا وصعوبات التعلم.

أسباب الإصابة بفرط الحركة وتشتت الانتباه:

- السبب الأساسي غير معروف، إلا أن العامل الوراثي مساهم مهم، والنسبة في أطفال التوأم 80%.

- إصابة الجهاز العصبي في فترة الحمل أو أثناء الولادة.

- نقص الأكسجين.

- إصابات المخ.

- الولادة المبكرة.

- أدوية معينة خلال الحمل.

- التعرض لكم غير مناسب من مادة الرصاص.

- خلل في وظائف الدماغ الكيميائية.

- المشكلات النفسية والحرمان العاطفي.

ما العمل؟

العلاج الدوائي يتم تحت إشراف الطبيب النفسي، وكذلك العلاج النفسي.

العلاج السلوكي يتم تحت إشراف اختصاصي التخاطب مع المشاركة من الأهل والمعلمين في المدرسة.

صعوبات التعلم يتم علاجها بمتابعة التعليم والاهتمام والدروس.

الصرع

تغير مفاجئ وغير طبيعي يغير من حالة الوعي عند الانسان نتيجة نشاطات كهربية عنيفة وغير منتظمة في الخلايا العصبية بالدماغ، يبدأ وينتهي تلقائيا ويمكن تكراره في المستقبل.

مرض منتشر نسبيا ويصيب حوالي 5 \7 : 1000 شخص.

يصاب به الشخص في أي مرحلة عمرية.

أنواع النوبات الصرعية:

-نوبات صرعية جزئية.

ـنوبات صرعية عامة.

ـنوبات صرعية أحادية الجانب.

ـنوبات صرعية غير مصنفة.

أشكال نوبات الصرع:

ـنوبات صرعية كبرى.

ـنوبات صرعية صغرى.

ـنوبات صرعية نفس حركية.

لكل شكل ونوع من الصرع صفات وعلاج، غير مهتمين بذكرها نظرا لكون الكتاب توعوي يفيد بفكرة عامة ليس للدراسة.

ما العمل؟

للكشف الطبي بدنيا وعصبيا يتم المتابعة مع الطبيب المختص والذي بدوره يكشف ويشخص ويعالج بالطب والدواء.

وللعلاج التخاطبي تتم المتابعة مع اختصاصي للتخاطب الذي يعالج الكلام والحركة والسلوك ويرشد الطفل والأهل لبعض النقاط.

هعملها بنفسي

وهو فصل فيه تمارين التنفس التي تساعدنا على الاسترخاء وتحسن من جودة النطق والكلام وتساهم في علاج التأتأة.

وتمارين تقوي من حركة عضلات النطق والكلام.

سميث أكسنت

التمرين عبارة عن أن الشخص ينام (يمدد) ويرخي عضلاته تماما بما فيها عضلات الرقبة والذراعين ويرفع القدمين قليلا.

يشهق قويا من الأنف وبطنه تدخل مع دخول الأكسجين.

يكتم الأكسجين لمدة ثانية ويخرج زفير شديد من الفم، وبطنه تخرج مع خروج الهوا من الرئتين.

يعني حين يدخل النفس تدخل البطن (تتشفط) معه وحين يخرج النفس تخرج البطن ثانية (ترجع مكانها).

نكرر التمرين على نفس الوضعية.

ثم يجلس الشخص في وضعية جلوس مريحة ويرخي عضلاته ويكرر نفس تكنيك البطن مع الشهيق والزفير، مع التركيز على كون الشهيق من الأنف والزفير من الفم.

ونكرر التمرين وقوفا مع مراعاة ارتخاء العضلات ووضع البطن مع الشهيق والزفير.

بعد التمكن من القيام بالتمرين بشكل صحيح يخرج صوت مع كل زفير.

نبدأ بصوت الفاء (ففففف) ثم س (سسسس) ثم ش (ششششش).

نبدأ في تكرار الصوت مرتين بدون فاصل ومد الصوت التاني.

٧. وبعدها نخرج صوت حرف

ثم ز (زززز) ثم ج (ججججج) والجيم تنطق معطشة.

بعد إتقان هذه المرحلة نكرر الصوت الواحد مرتين ثم ثلاث مرات وزيادة حتى يخرج الصوت صحيح.

وهذا التمرين لاستعادة الصوت وعلاج التأتأة والتخلص من التوتر.

ضبط النفس

نتوقف قبل نطق الكلمة ونتنفس، يكون الشهيق من الأنف والزفير من الفم وننطق الكلمة.

ويساهم التمرين في علاج التأتأة.

التنفس من البطن

وفي هذا التمرين نشهق قويا من الأنف ونصدر الزفير خلال الكلام.

نتكلم ببطئ وبهدوء.

هذا التمرين يساهم في علاج التأتأة ويحافظ على صحة الأحبال الصوتية.

وطريقة أخرى من طرق التنفس من البطن، نشهق قويا من الأنف ونخرج زفيرا قويا من الفم كأننا ننفخ شيئا أمامنا، يكون الشهيق طويلا الزفير قصيرا وسريعا.

تمارين عضلات النطق والكلام

تمارين الضحك بدون صوت.

رفع وتنزيل الحواجب.

مد الشفاه.

شفط الخدين.

تم بحمد الله وفضله.